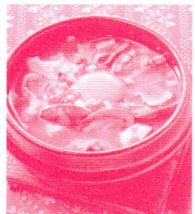
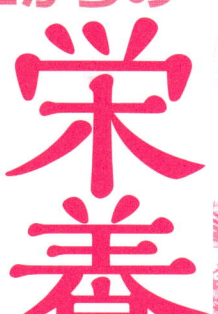
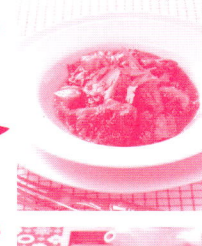
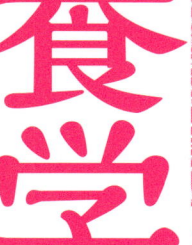
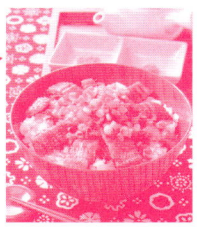

知識ゼロからの栄養学入門

A Beginner's Guide to Study Nutrition

森崎友紀
Yuki Morisaki

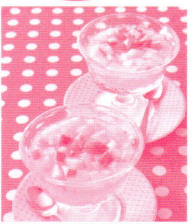
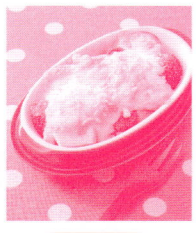
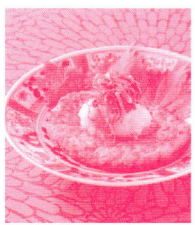

幻冬舎

『知識ゼロからの栄養学入門』
はじめに

　体は、食べた物の積み重ねでできています。食べた物はなくなってしまうのではなく、そこから体を作ってくれます。

　現在の日本は非常に恵まれた食環境だといえます。しかし、好きな物を何不自由なく食べているのに、栄養不足に陥ることがあります。カロリーばかり高く、栄養価の低い食品が氾濫しているからです。

　このような偏った食事をしたり、ダイエットと称して食事を摂らずにいると、体はどんどん弱ってしまいます。逆に、栄養のあるものをバランスよく食べていれば、体や心の不調は消え、内面から美しくなれます。そのためには、何をどのくらい摂ればいいのかなど、栄養の知識が不可欠です。

　バランスのよい栄養や、健康的な食事というと、政府が作成した「食事バランスガイド」を想像する人も多いのではないでしょうか。目にすることは多いけれど、活用方法が分からない人も少なくありません。本書ではそんな栄養の基礎知識を解説し、それを活かしたレシピを紹介します。

　本書で、食事がみなさんの健康に役立つよう、お手伝いができればうれしいです。1人でも多くの人が、栄養に関する知識をもち、不快な症状を改善するレシピを身に付けて、楽しく健康的な毎日を過ごせるようになることを願っています。

森崎友紀

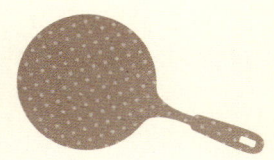

知識ゼロからの栄養学入門

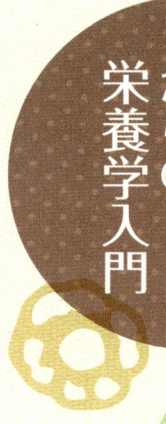

はじめに	1
本書の使い方	6

第1章 栄養学の基本

マンガ：栄養ってどういうもの？教えて、森崎先生！	8
栄養学とは何か	12
3大栄養素	
たんぱく質	14
脂質	16
炭水化物	18
ビタミン類	
ビタミンA	20
ビタミンD	21
ビタミンE	21
ビタミンK	22
ビタミンB₁	22
ビタミンB₂	22
ナイアシン	23
ビタミンB₆	23
ビタミンB₁₂	23
葉酸	24
ビオチン	24
パントテン酸	25
ビタミンC	25
ミネラル	
ナトリウム	26
カリウム	27
カルシウム	28
マグネシウム	28
リン	29
鉄	29
亜鉛	30
銅	30
マンガン	30
ヨウ素	31
モリブデン	31
セレン	31
クロム	32

contents

機能性成分
- 食物繊維 …… 32
- ポリフェノール …… 33
- カロテノイド …… 34
- イオウ化合物 …… 36
- アミノ酸関連物質 …… 36
- 糖関連物質 …… 37
- 香気成分 …… 37

もっと栄養学 Column ①：
自分に合う基礎代謝量やエネルギー必要量は？ …… 38

第2章　栄養を効率よく摂るために

- 食事バランスガイドと食事の適量 …… 40
- 栄養バランスのよい献立の基本 …… 42
- 効率のよい食べ合わせ＆悪い食べ合わせ …… 44
- 栄養素を生かす調理法 …… 48
- 体内時計に合わせて効率よく栄養摂取 …… 52
- 食材の選び方と保存方法 …… 54

もっと栄養学 Column ②：
サプリメントの上手な利用法 …… 58

第3章　症状＆体質改善の栄養レシピ

マンガ：森崎先生のレシピで体質改善 …… 60

風邪
- ねぎ味噌にぎり …… 62
- 自家製ジンジャーエール …… 63
- いちごムース …… 63

発熱
- なめらかりんごゼリー …… 63
- オニオングラタンスープ …… 64

頭痛
- 舞茸としその天ぷら …… 65
- マドレーヌ …… 66
- 韓流のりスープ …… 67

口内炎
- かぼちゃパンケーキ …… 67
- ひつまぶし茶漬け …… 67

せき
- マチェドニア …… 68
- れんこんもち …… 69
- グリーンスムージー …… 69

胃痛
- ポテトもち …… 70
  …… 71
  …… 71
  …… 72
  …… 73

- 山いもふわふわ焼き … 73
- キャベツとじゃがいものポタージュ … 73

下痢
- ヨーグルトムース ブルーベリーソース … 74
- ほうれん草の米ポタージュ … 75
- ココアプリン … 75

便秘
- エリンギの中華クリーム煮 … 76
- キウイラッシー … 77
- らっきょうチラシ寿司 … 77

やせすぎ
- アスパラガスのビスマルク風 … 78
- いわしの香りパン粉焼き … 79
- スイートポテト … 79

冷え性
- スンドゥブチゲ … 80
- きな粉黒ごまクッキー … 81
- 生姜のエスニックスープ … 81

肥満
- 納豆冷やしそば … 82
- ごぼう南蛮漬け … 83
- 柿プリン … 83

花粉症
- しそとたこのマリネ … 84
- バナナヨーグルトシェイク … 85

アトピー性皮膚炎
- にらオムレツ … 85
- ペンネパセリソース … 86
- 抹茶とさつまいもの2色きんとん … 87

もっと栄養学 Column ③
干し野菜でたっぷり栄養補給 … 87 87 87

第4章 心と体の不調を整える栄養レシピ

マンガ：栄養満点レシピで不調知らずの若々しさをめざす … 88

ストレス
- カシューナッツのフルーツチーズカナッペ … 90
- 小松菜のナムル … 92
- ひじきの土鍋ごはん … 93

肩こり
- 鶏のごま揚げ … 93
- グレープフルーツレアチーズケーキ … 93

目の疲れ
- プルーンと鶏のイタリアン煮込み … 94 95 95 96 97

contents

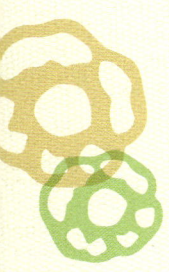

夏バテ
- キャロットライス ……… 97
- あさりとトマトのシチュー ……… 97
- ゴーヤと豚肉のスパイス炒め ……… 98
- 自家製レモンスカッシュ ……… 99

二日酔い
- かぶの即席和風シチュー ……… 99
- しじみ汁 ……… 100
- 緑茶ゼリー ……… 101

不眠
- 餃子の皮で簡単ピザ ……… 101
- セロリ入りクラムチャウダー ……… 101
- エスニックそうめんチャンプルー ……… 102

肌荒れ（にきび）
- 高野豆腐のハンバーグ ……… 103
- アボカドの納豆和え ……… 103

肌のしわとたるみ
- ブロッコリーのパングラタン ……… 103
- ささ身の酒蒸し ねぎ塩ソース ……… 104
- きくらげたっぷりチャプチェ ……… 105

むくみ
- シナモンバナナトースト ……… 105
- きゅうりの中華和え ……… 106

- ……… 107
- ……… 107
- ……… 107
- ……… 108
- ……… 109
- ……… 109

生理痛
- グリンピースの冷製スープ ……… 109
- 冷しゃぶ ピーナッツソース ……… 110
- みょうが入りピクルス ……… 111
- あずきパウンドケーキ ……… 111

貧血
- まぐろユッケ ……… 111
- レバーパテ ……… 112
- 春菊のピーナッツ和え ……… 113

薄毛と脱毛
- サクサク牡蠣フライ〜食べるタルタルソース添え〜 ……… 113
- 麻婆豆腐 ……… 113

アンチエイジング
- 鮭のカレームニエル ……… 114
- かぼちゃスイートサラダ ……… 115
- ミニトマトと切干大根のサラダ ……… 115

- 栄養と健康 食のQ&A ……… 116
- 栄養素・症状別 索引 ……… 117
- ……… 117
- ……… 117
- ……… 118
- ……… 127

本書の使い方

〜3・4章のレシピに関して〜

本書で紹介しているレシピは

計量

●**基本分量はこのようになります。**
- 小さじ1…5ml
- 大さじ1…15ml
- 1合…180ml
- 1カップ…200ml

●**計量の仕方はこのようになります。**
- 顆粒状（砂糖・塩など）のものを大さじや小さじを使って計るときは、かたまりのない状態で、すり切りで行ってください。
- 液体状（しょう油・酢など）のものを大さじや小さじを使って計るときは、縁までいっぱいにして、動かしてもこぼれない程度まで入れましょう。
- 計量カップで計るときは、カップを平らなところに置きましょう。

加熱

●**加熱は具合を確かめながら行ってください。**
- 各コンロの火力や使用する鍋によって加熱時間が異なります。
- 電子レンジは600Wのものを基準にしていますが、機種によって加熱時間が異なります。
- オーブンレンジも機種によって加熱時間が異なります。

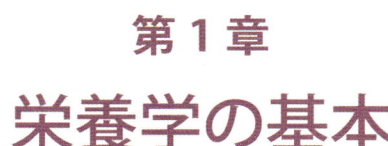

第 1 章

栄養学の基本

栄養ってどういうもの？ 教えて、森崎先生！

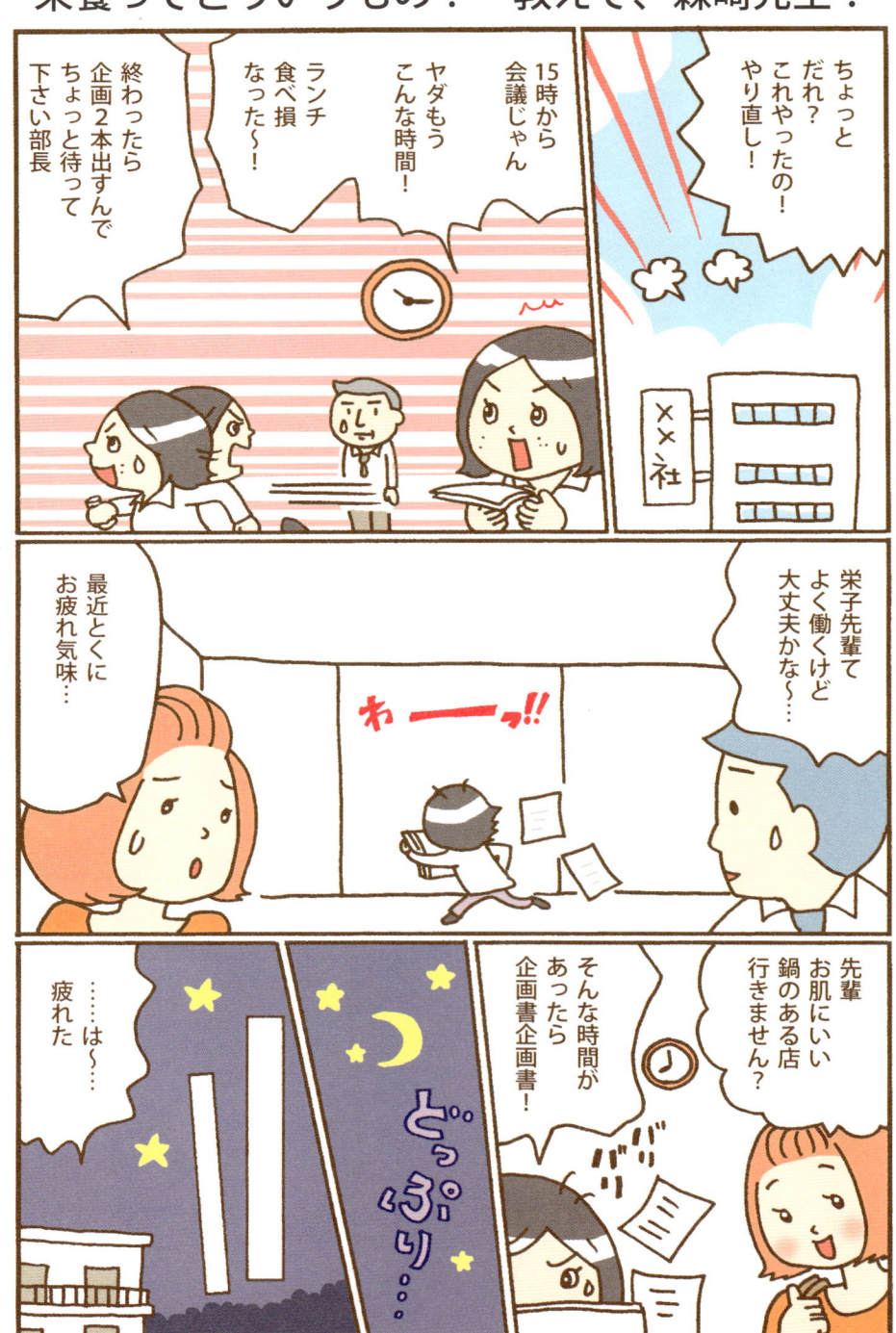

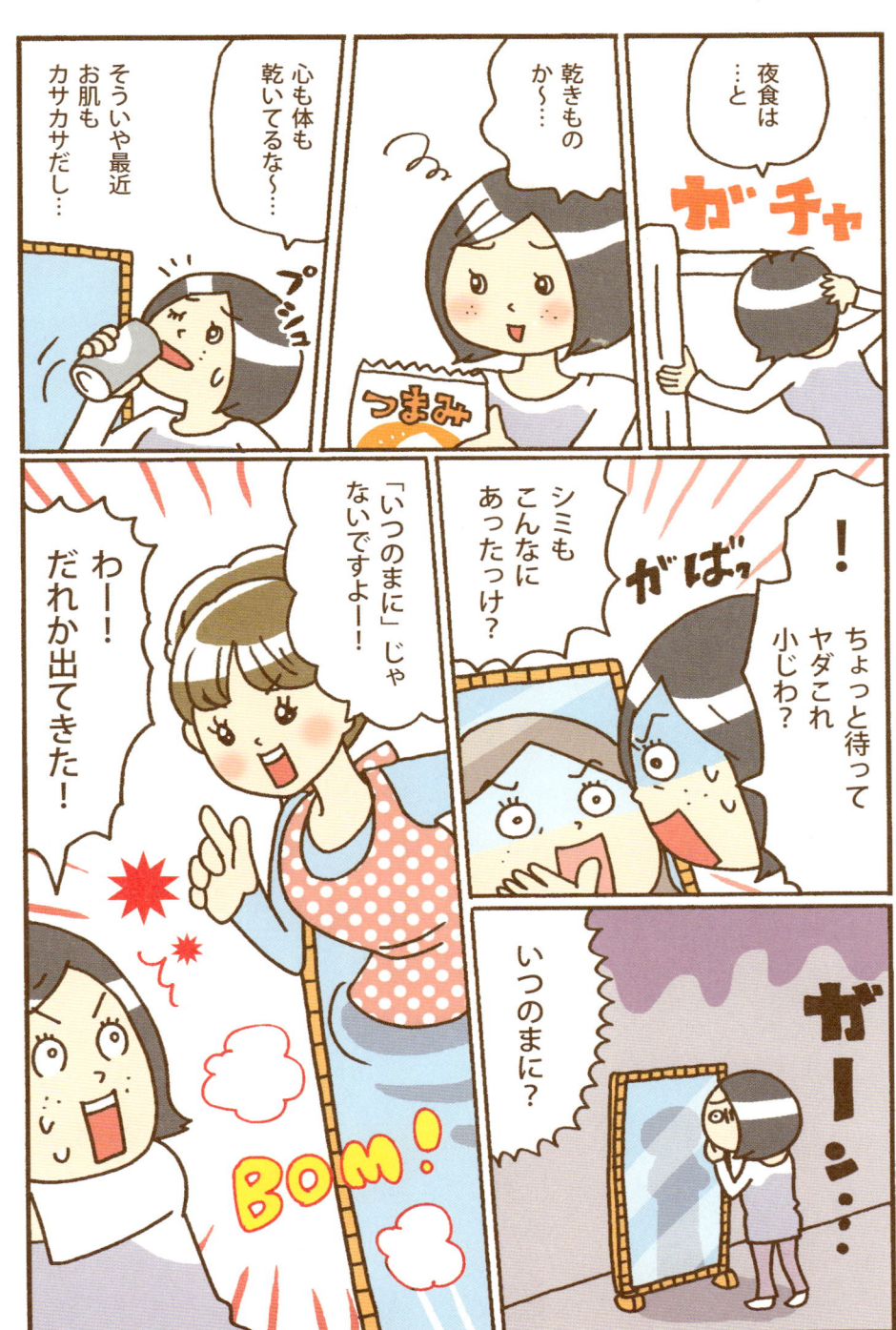

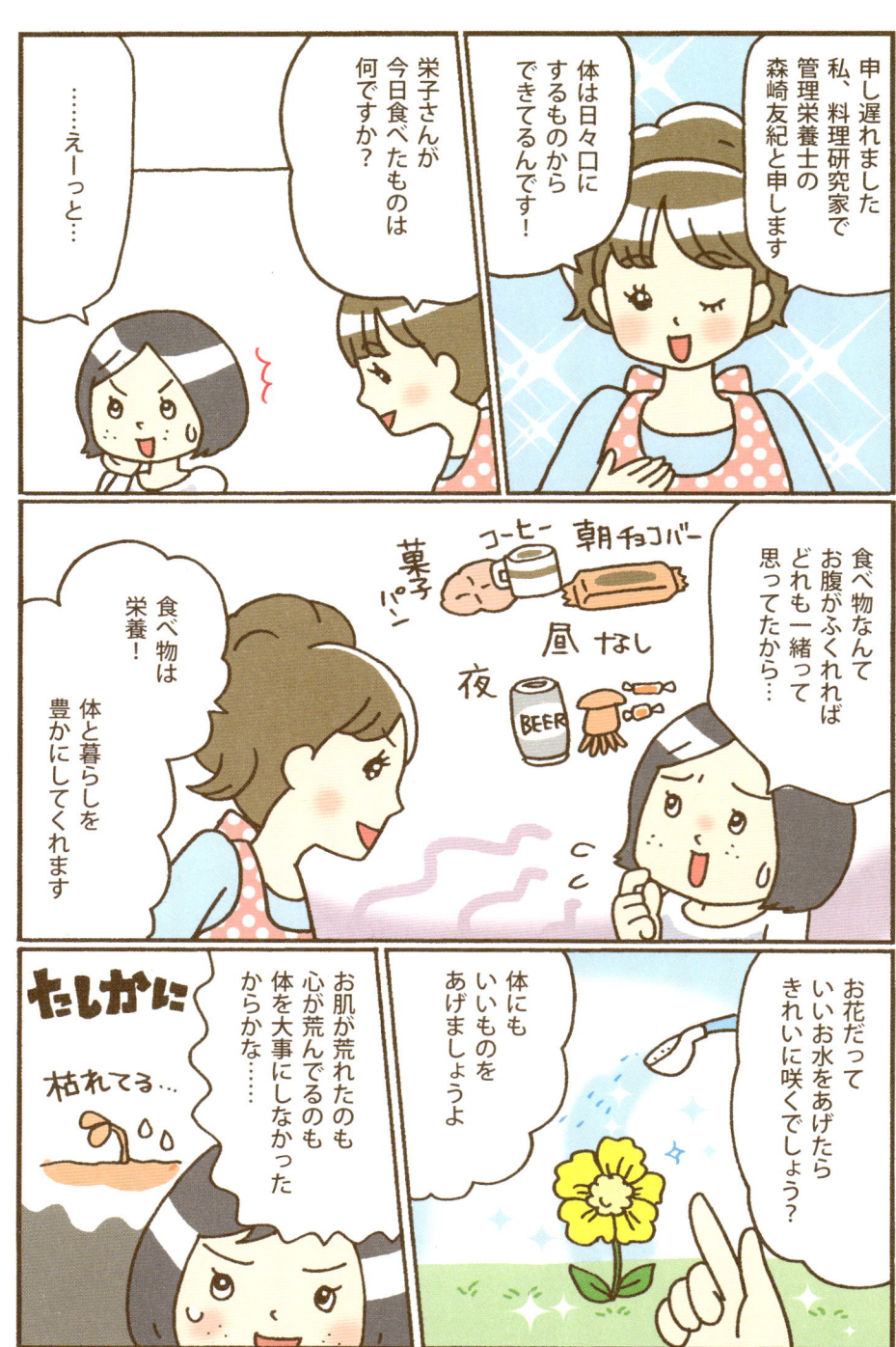

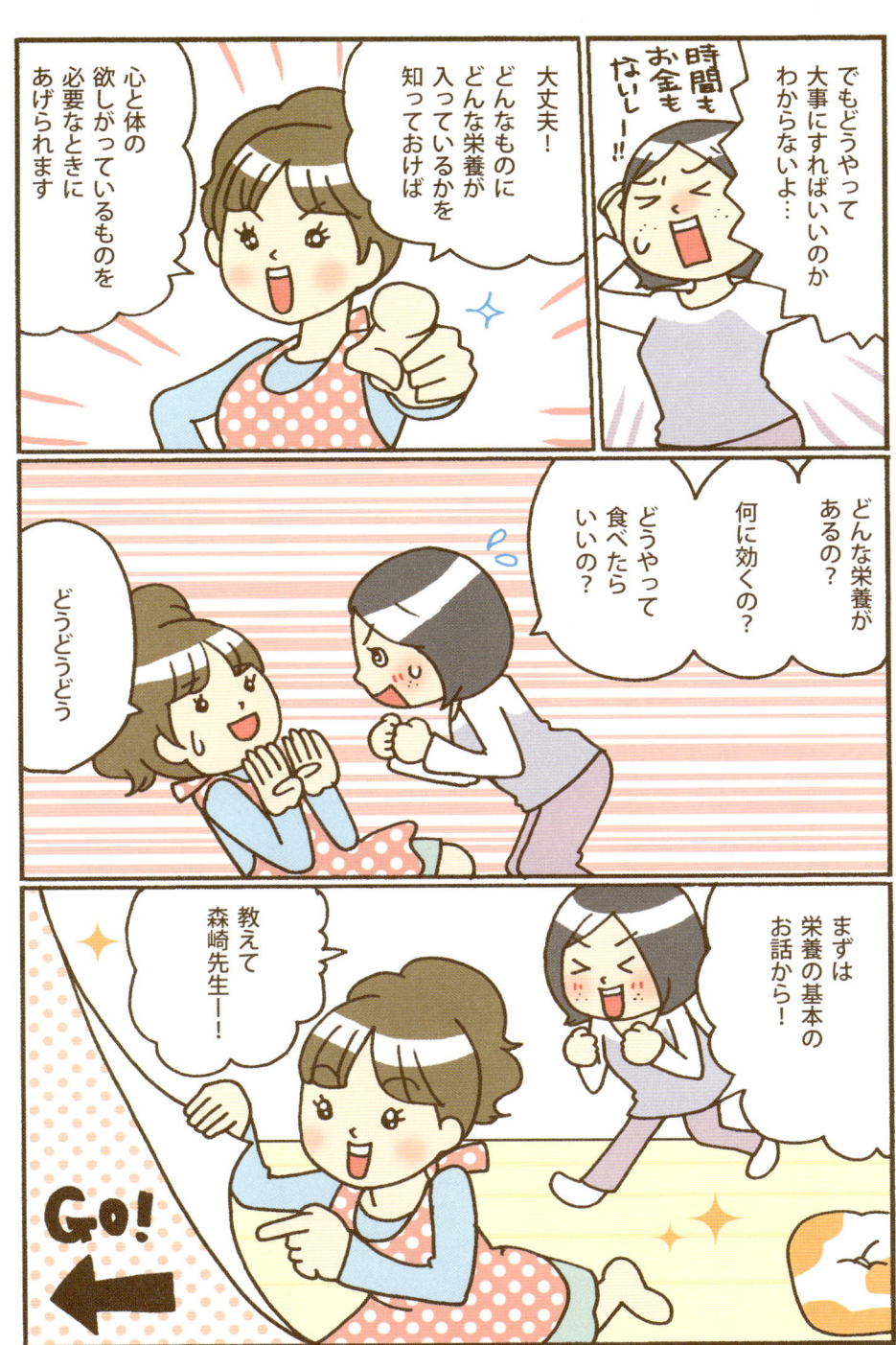

栄養学とは何か

栄養素と体の関係を研究し、疾病予防と健康生活をサポート

※ 健康をサポートする栄養学

栄養学とは、食品に含まれる栄養素と人間の体との関係を研究し、生涯健康に生きられるようサポートする学問です。

栄養素と体の関係をしっかり理解して日々の生活で実践すれば、肥満をはじめとした生活習慣病を予防し、いつまでも若々しく元気に生活することができます。

その基本となるのは、「1日3食のバランスのよい食事」です。

バランスのよい食事とは何か。それを理解するためには、食事の材料となる魚や肉、野菜などに含まれる栄養素について知っておく必要があります。

※ 5大栄養素の役割

栄養素とは、食品に含まれる体に有効な成分のことです。その性質や働きによって、**たんぱく質、脂質、炭水化物、ビタミン、ミネラル**と大きく5つに分かれ、**5大栄養素**と呼ばれています（表1）。

このうち、体のエネルギー源として重要なのは、脂質と炭水化物で、炭水化物の中の糖質は、体内に取り込まれるとすぐにエネルギーに変わります。

たんぱく質とミネラルは、おもに体を作るもととなり、皮膚や筋肉、内臓、骨組織などを構成します。また、ビタミンとミネラルは、代謝をスムーズにするために働き、体の調子を整えます。

栄養成分は「食品成分表」が基準

現在、食品に含まれる栄養成分のデータベースとして使われているのは、2010年11月に文部科学省科学技術・学術審議会資源調査分科会から発表された「日本食品標準成分表2010」です。

略称「食品成分表」と呼ばれ、1950年に初めて発表されて以来、何度か改定されてきました。データは、すべて実際に食べられる可食部100g当たりの含有量が示されています。使い方が難しく、おもに栄養士や食品関連の専門家の間で、給食の栄養計算や、市販品の栄養表示のデータに使われています。

最近はインターネット上に、食品名を入力するだけで栄養素が表示される便利なソフトがあり、一般の人でも使いやすくなっています。

12

第1章・栄養学の基本

ビタミンとミネラルは**微量元素**とも呼ばれ、1日に必要な量は数ミリグラムなどごくわずかですが、不足すると、何らかの体の不調をもたらす原因となります。微量元素をすべて満たすためには、さまざまな食品を組み合わせて食べることがポイントです。

最近は、**食物繊維**が第6の栄養素といわれ、積極的な摂取が推奨されています。食物繊維は、腸内の有害物質を体外に排出したり、血糖値やコレステロール値を下げる働きがあり、疾病を予防する効果が期待されるためです。

また、成人体重の60〜65％を占める**水**も、大切な成分です。人間の体は60兆個以上の細胞からできていますが、そのほとんどは水分を含み、栄養素の運搬や代謝に重要な働きをしています。

※ 栄養学の正しい知識を実践

生命維持に欠かせない栄養素ですが、摂りすぎると肥満の原因になります。肥満は、高血圧や糖尿病、脂質異常症などの病気を引き起こす要因となるため、注意が必要です。一度肥満になると、食事だけではコントロールできないことが多いので、日ごろから運動する習慣を身につけましょう。

一方、栄養素は不足しても問題です。栄養失調になると、体力や免疫力が低下して、さまざまな病気にかかりやすくなります。健康的な生活を送るためには、正しい栄養学の知識を身に付け、それをしっかり実践していくよう心がけましょう。

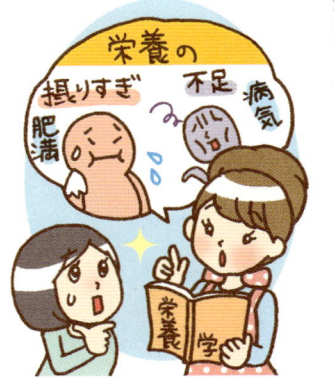

栄養素の種類と働き

表1

	栄養素分類	おもな働き	多く含む食材
5大栄養素 / 3大栄養素	たんぱく質	体を作る	肉、魚介、大豆製品など
	脂質	エネルギーになる	植物油や魚油など
	炭水化物	エネルギーになる	穀類（ごはん・パン・めん）、いも類など
	ビタミン	体の調子を整える	野菜、果物など
	ミネラル	骨や歯などを作る、体の調子を整える	乳製品やカルシウムなど、食品ごとに種類が異なる
	非栄養素系食品因子	体の調子を整える	野菜、いも、豆など

3大栄養素

たんぱく質

筋肉や臓器などを作る主成分。
酵素やホルモンの材料にも。

DATA
● 1日の推奨摂取量／18〜49歳
男性は60g、女性は50g

＊たんぱく質はアミノ酸の結合物質

たんぱく質は脂質と炭水化物とともに**3大栄養素**といわれており、私たちの体になくてはならない栄養素です。

たんぱく質はいくつものアミノ酸が結合したもので、合成に必要なアミノ酸は約20種類あります。そのうちの9種類（表1）は体の中でまったく合成できないか、合成できても不足してしまうため、食品から摂らなければいけません。これを**必須アミノ酸**といいます。

たんぱく質には**動物性**と**植物性**があり、この必須アミノ酸の種類と含有量のバランスの違いが動物性と植物性のもっとも大きな違いです。

動物性たんぱく質は**肉類や魚介類、乳製品**などに含まれており、必須アミノ酸をバランスよく含んでいるため、たんぱく質の材料をしっかり補給できます。動物性たんぱく質が「良質なたんぱく質」といわれるのは、このためです。

一方、植物性たんぱく質は、**大豆や穀類、ナッツ類**に含まれています。これらには一部の必須アミノ酸が含まれていません。植物性たんぱく質だけではたんぱく質の合成ができないのです。

表2 おもな食品のアミノ酸スコア

食品	スコア	食品	スコア
牛肉	100	えび	84
豚肉	100	いか	71
鶏肉	100	大豆	86
卵	100	精白米	65
牛乳	100	ほうれん草	50

表1 食品から摂る必要がある必須アミノ酸（9種類）

- バリン
- ロイシン
- イソロイシン
- スレオニン
- メチオニン
- リジン
- フェニルアラニン
- トリプトファン
- ヒスチジン

理想的な必須アミノ酸の量に対して、食品の必須アミノ酸の充足率を点数で表したものを「**アミノ酸スコア**」（表2）といいます。肉や魚は100点満点です。

※ **体を作り、エネルギー源になる**

たんぱく質は臓器や筋肉はもちろん、皮膚、骨、爪、髪、唾液や血液など、体のあらゆる部分を構成するとともに、体内の化学反応に必要な酵素、体の機能を調節するホルモン、さらには体を守る免疫抗体などの原料にもなります。

食品から摂ったたんぱく質はそのまま利用されるわけではなく、消化器系でいったんアミノ酸に分解されて血液によって体の各組織に送られ、その組織に適したたんぱく質に再合成されて使われます。

また、おもなエネルギー源である炭水化物や脂質が不足すると、たんぱく質も使われることがあります。たんぱく質は1g当たり4キロカロリーのエネルギーを作ります。

※ **過不足に注意**

さまざまな食品から必要なカロリーを得ていれば、たんぱく質が不足することはまずありません。

たんぱく質は体にためておくことができないため、必要以上に摂りすぎると、摂りすぎた分は尿によって排泄されるのですが、このとき腎臓に負担をかけて腎臓障害を引き起こす危険性が高くなります。

逆に、不足すると体の中のたんぱく質を分解して不足分を補おうとするため、疲れやすくなったり、免疫機能が低下したり、老化が促進されるなど、さまざまな弊害が現れるようになります。

たんぱく質は欠かせない栄養素です。42〜43ページを参照して、過不足なく摂取しましょう。

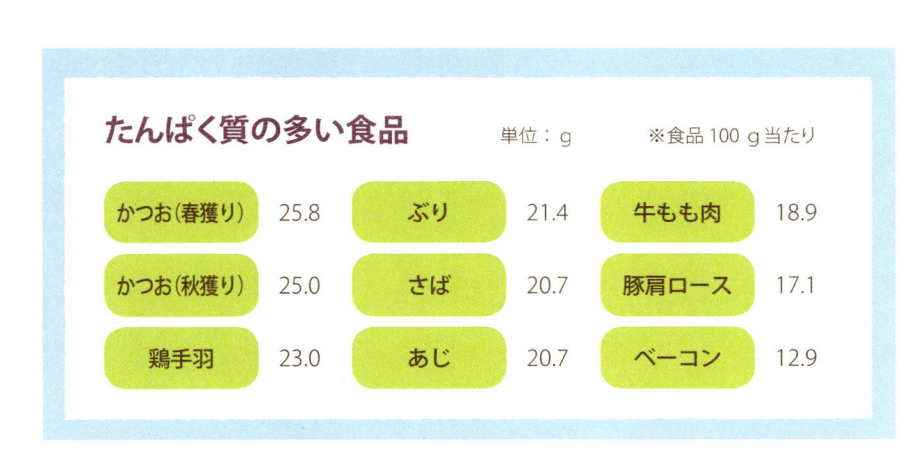

たんぱく質の多い食品

単位：g　　※食品100g当たり

食品	g	食品	g	食品	g
かつお(春獲り)	25.8	ぶり	21.4	牛もも肉	18.9
かつお(秋獲り)	25.0	さば	20.7	豚肩ロース	17.1
鶏手羽	23.0	あじ	20.7	ベーコン	12.9

3大栄養素

脂質

効率的なエネルギー源で、細胞膜や血液の構成成分。

DATA
- 1日の総エネルギーに対する目標摂取量／18〜29歳は20%以上30%未満。30歳以上は20%以上25%未満
※男女とも同様

※ コレステロールは悪者じゃない

脂質は3大栄養素のひとつです。体内の脂質はその役割から、**循環脂質、構造脂質、貯蔵脂質**の3つに分類されます。循環脂質は血液中のリン脂質やコレステロールなどで、体の中を循環しています。構造脂質もリン脂質やコレステロールなどで、細胞膜や脳神経細胞を作るのに重要な役割を果たしています。貯蔵脂質は中性脂肪の形で貯蔵されており、一言でいえば皮下脂肪です。脂肪細胞や肝細胞の中にあります。

脂質は**肉や魚、植物の種**などに多く含まれています。肉や魚に含まれる脂質には、**コレステロールと中性脂肪**が多く含まれています。植物に含まれる脂質にはコレステロールは含まれておらず、中心は中性脂肪です。

コレステロールというと悪者のように思われがちですが、実際には体にはなくてはならないものです。コレステロールは肝臓で作られ、細胞ひとつひとつを形作る細胞膜の材料として利用されています。これがなければ細胞は完成しません。さらに、胆汁酸やホルモンの材料にもなります。

コレステロールはほとんどがLDL（低比重リポたんぱく質）によって末梢まで運ばれます。これがLDLコレステロールと呼ばれるもので、LDLコレステロールが増えすぎると末梢に多くのコレステロールが運ばれて動脈硬化を引き起こすことがあります。LDLコレステロールが、別名、**悪玉コレステロール**と呼ばれるのは、これが原因です。

一方、余分なコレステロールを掃除するのがHDL（高比重リポたんぱく質）です。こちらは**善玉コレステロール**と呼ばれています。

脂質の多い食品

単位：g
※食品100g当たり

牛バラ肉	50.0
フォアグラ	49.9
あんこうのきも	41.9
ベーコン	39.1
レバーペースト	34.7
牛肩ロース	26.4

✳ 効率のよいエネルギー源

脂質は1g当たり9キロカロリーのエネルギーを作り出します。炭水化物やたんぱく質が1gで4キロカロリーですから、大変効率のよいエネルギー源といえます。

また、脂質は体内の水分バランスを保つ働きも担っています。皮膚表面の皮脂が水分の蒸発を防いでいるのです。

さらに、ホルモンの材料や細胞膜、脳神経組織を作る材料にもなります。ビタミンA・D・Eなどの脂溶性ビタミンの吸収を助け、肌や髪の健康にも関わっています。

✳ 摂りすぎ・不足は禁物

摂りすぎると血中コレステロールや血中脂質の増加を招き、**肥満になりやすく**、脂質異常症などの**生活習慣病を引き起こす**こともあります。1日に摂る量が、総摂取エネルギーの30％を超えるような食習慣では、生活習慣病を引き起こしやすくなります。

一方、不足するとエネルギーが不足してしまい、肌荒れや便秘を引き起こすこともあります。また、血管がもろくなって、**脳出血のリスク**が高まることもあるので、注意が必要です。

脂肪酸の種類と働き

脂質のおもな構成成分・脂肪酸は、炭素原子が鎖のように長くつながり、そのつながり方によって、大きく飽和脂肪酸と不飽和脂肪酸の2つに分類されます。

飽和脂肪酸は動物性の食品に多く含まれ、エネルギー源や細胞膜の材料となりますが、血中のコレステロールを上げたり、蓄積されやすいという欠点があります。

不飽和脂肪酸は植物性の食品に多く含まれ、おもにコレステロールを下げます。不飽和脂肪酸のうち、体内で合成できないか合成量が少ないため、食物から摂る必要があるものを必須脂肪酸といいます。リノール酸、リノレン酸、アラキドン酸、DHA、EPAのことです。不足すると発育不全、皮膚炎などが起こります。

分類			主な働き
飽和脂肪酸		（やし油、ラード、バターなど）	・コレステロール、中性脂肪を増やす ・血液の粘度を増加させる
不飽和脂肪酸	一価不飽和脂肪酸	オレイン酸（オリーブ油、なたね油、調合サラダ油など）	・動脈硬化、高血圧の予防
	多価不飽和脂肪酸 n-6系 必須脂肪酸	γ-リノレン酸（月見草油など）	・血圧、血糖値、コレステロールの低下 ・アレルギー症状、月経痛の改善
		アラキドン酸（レバー、卵白など）	・血圧の調整、肝機能の向上 ・LDLコレステロールの低下
		リノール酸（コーン油、ごま油、紅花油など）	・動脈硬化や高血圧の予防
	n-3系	α-リノレン酸（しそ油、えごま油など）	・高血圧の予防、中性脂肪を減らす ・アレルギー症状の改善
		DHA（ドコサヘキサエン酸）（魚類の油脂）	・学習能力や記憶力等の改善 ・アレルギー症状の改善
		EPA（エイコサペンタエン酸）（魚類の油脂）	・抗血栓作用 ・LDLコレステロールの低下

3大栄養素

炭水化物

穀類に多く含まれる、体や脳のエネルギー源。

DATA
- 1日の総エネルギーに対する目標摂取量／18〜49歳は50％以上70％未満
※男女とも同様

私たちは食事から炭水化物を摂らなければなりません。

炭水化物は植物によって作られています。植物が光合成で作り出した炭水化物は、ヒトの体内で炭酸ガスと水に分解され、その過程でエネルギーを生み出します。

※ **体を動かすエネルギー源**

炭水化物は**糖質と食物繊維**に分類されます。

糖質は体内で素早く吸収され、エネルギー源として使われます。糖質は、ブドウ糖や果糖などのような**単糖類**、単糖が2つ結合したしょ糖や麦芽糖などの**二糖類**、単糖が数百から数千個結合したでんぷんやグリコーゲンなどの**多糖類**に分けられます。

食物から摂取された炭水化物は、消化酵素によって最小単位である単糖に分解されます。これらが血液に溶けたものを血糖と呼び、全身に運ばれ1g

※ **ヒトの体内では合成できない栄養素**

穀類やいもなどに多く含まれている炭水化物は、ヒトの体内で合成することができない栄養素であるにもかかわらず、**体を動かすエネルギー源**として最も多く必要とされます。このため、

炭水化物の多い食品
※食品100g当たり　単位：g

はるさめ（緑豆・乾）	ビーフン	そうめん（乾）
84.6	79.9	72.7

えんどう豆（塩豆）	しゅうまいの皮	あずき（乾）
61.5	58.9	58.7

雑学コラム

栄養学の父 佐伯矩

栄養学の父といわれる佐伯矩（さいきただす）氏は、さまざまな栄養の研究を行いました。その功績が認められ、大正9（1920）年には、国の機関として栄養研究所（現、国立健康・栄養研究所）が設立され、初代所長に就任しました。日本で初めての栄養士専門学校を開校し、栄養士を誕生させたのも、彼の功績です。

18

当たり4キロカロリーのエネルギーを作り出します。

脳や神経系にとって単糖のひとつである**ブドウ糖**は唯一のエネルギー源で、脳に必要なカロリーは1日に200〜300キロカロリーといわれています。糖質が不足すると頭の働きは鈍ってしまいます。

また、糖質はたんぱく質や核酸などの材料として使われます。さらに、一部は**グリコーゲン**として肝臓に蓄えられ、エネルギーが足りなくなったときは、これが必要に応じて使われます。

一方の食物繊維はヒトの消化酵素では分解・消化されず、エネルギー源にはなりませんが、腸内環境を整えたり、有害物質を排泄させるなど、さまざまな好影響を与える成分として注目されています。

* **ビタミンB₁を一緒に摂る**
炭水化物（糖質）を必要以上に摂り

すぎた場合、中性脂肪となって脂肪細胞に蓄えられます。これが過剰になると**肥満**になり、やがて**生活習慣病を招くリスク**が高まります。

逆に、摂取量が少なすぎると体力が低下し、疲れやすくなったり、体を鍛えているのに痩せてしまったりします。

また、炭水化物とビタミンB₁を一緒に摂ると、効率よくエネルギーに変えることができます。

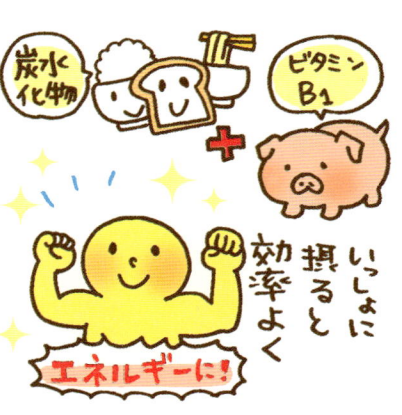

食べる順番に気をつける 〈雑学コラム〉

食事のときは、まず食物繊維の多い野菜を食べましょう。炭水化物、つまりごはんやめん類が一番先に胃に入ってブドウ糖に分解されると、血糖値は急激に上昇します。すると膵臓から血糖をエネルギーに変えるインスリンがどんどん分泌されます。このとき、インスリンは余分なブドウ糖を脂肪に置き換えて細胞にため込みます。

これを防ぐために、食物繊維の多いものを先に食べてインスリンの分泌量を緩やかにすることで、脂肪がつきにくい状態をキープできます。

前半に野菜を食べ、次に肉や魚などのたんぱく質、最後に主食である炭水化物。こうすれば、同じものを食べても、太りにくくなります。

ビタミン類とは

ビタミンは、3大栄養素が機能するための化学反応（代謝）を行う際に必要な酵素の働きを助ける栄養素です。必要量は少ないのですが、体の中で作ることができなかったり、作られても十分な量ではなかったりするので、食べ物から摂る必要があります。

ビタミンは13種類あり、大別すると水に溶けやすい水溶性ビタミンと水に溶けず油脂に溶ける脂溶性ビタミンに分けられます。

● **水溶性ビタミン**
9種類。摂りすぎると尿から排泄されます。長時間の加熱や水洗いで失われる点に注意が必要です。

● **脂溶性ビタミン**
4種類。油と一緒に摂ると吸収されやすくなります。ただし、排出されにくいので、摂りすぎると頭痛や吐き気が起こることもあります。

ビタミン類（脂溶性） ビタミンA

DATA
1日の推奨摂取量は、男性18〜49歳850μgRE・30〜49歳RE。女性18〜29歳650μgRE、700μgRE。

※ 皮膚・粘膜・目に働く

体の中でビタミンAとして働く物質には**カロテン**や**レチノール**があります。

緑黄色野菜に含まれる**β-カロテン**は体内で不足したときだけビタミンAになり、変換されないβ-カロテンは体内の活性酸素を除去してくれます。

β-カロテンは炒めたり揚げたりして油と一緒に摂ると吸収率がアップします。レチノールは動物性食品に多く、体への吸収率が高いのが特徴です。

ビタミンAは皮膚や胃腸などの粘膜の細胞分裂を正常に保つ働きがあります。正常な摂取量が維持されれば、**細胞の免疫力もアップ**します。目の網膜を作る成分としても重要です。

水溶性ビタミン

名称		常用名
	ビタミンB_1	チアミン
	ビタミンB_2	リボフラビン
	ナイアシン	ニコチン酸、ニコチンアミド
ビタミンB群	ビタミンB_6	ピリドキシン、ピリドキサル、ピリドキサミン
	ビタミンB_{12}	シアノコバラミン、ヒドロキソコバラミン
	葉酸	プテロイルグルタミン酸
	ビオチン	ビタミンH
	パントテン酸	ビタミンB_5
ビタミンC		アスコルビン酸

脂溶性ビタミン

名称	常用名
ビタミンA	レチノール、レチナール、β-カロテン
ビタミンD	エルゴカルシフェロール、コレカルシフェロール
ビタミンE	トコフェロール、トコトリエノール
ビタミンK	フィロキノン、メナキノン、メナジオン

※常用名は国際純正・応用化学連合（IUPAC）による。

ビタミン類（脂溶性） ビタミンD

DATA
1日の目安摂取量は、5.5μg・18〜29歳
5.5μg・30〜49歳
※男女とも同様

※ 骨や歯を丈夫にする

骨と歯を作るのにビタミンDは欠かせない栄養素です。ビタミンDは**カルシウムとリン**の吸収を促進し、カルシウムが骨や歯に沈着しやすくなるよう働きます。ビタミンDとカルシウムを一緒に摂って丈夫な骨や歯を作りましょう。

また、最近では、がん細胞の増殖を抑えたり、免疫細胞をコントロールする働きも担うことがわかっています。ビタミンDが不足すると、骨軟化症になる危険性があり、閉経後の女性や高齢者では、骨粗しょう症になるリスクを高めます。ビタミンDは紫外線を浴びることで、皮膚でも作られます。

ビタミン類（脂溶性） ビタミンE

DATA
1日の目安摂取量は、男性18〜49歳7.0mg・女性18〜49歳6.5mg

※ 若返りビタミンともいわれる

ビタミンEは細胞膜にあり、**活性酸素の攻撃から細胞膜を守る働き**をしています。体内の脂質が酸化すると過酸化脂質という成分を作り出し、生活習慣病や老化を促進させます。ビタミンEは抗酸化作用が強いため、この**過酸化脂質の発生を抑える働き**をもっています。また、ビタミンEは血行をよくして酸素と栄養を体のすみずみまで行き渡らせる働きがあるため、肩こりや冷え性の予防・改善に効果的です。

さらに、皮膚の新陳代謝を高めるため美肌効果もあります。性ホルモンの代謝にも関係しており、月経前症候群や月経痛の改善も期待できます。

ビタミンAの多い食品（レチノール当量）
※単位:μgRE 食品100g当たり

鶏肉（レバー）	14000
豚肉（レバー）	13000
味付けのり	2700
あおのり（乾）	1400

ビタミンDの多い食品
※単位:μg 食品100g当たり

あんこうのきも	110
しらす干し（半乾燥）	61
いわし（丸干）	50
すじこ	47

ビタミンEの多い食品
※単位:mg 食品100g当たり

あんこうのきも	13.8
いくら	9.1
あゆ（養殖・焼）	8.2
たらこ	7.1

ビタミン類（脂溶性） ビタミンK

DATA
・1日の目安摂取量は、男性18～29歳60μg・30～49歳65μg、女性18～49歳75μg。

※ 出血を止める止血ビタミン

ビタミンKには、体内の腸内細菌で作られるものと、食べ物から摂るものがあります。

ビタミンKは出血したときに血液を凝固させる因子を活性化させる働きがあります。また、カルシウムを骨に沈着させるときにも重要な働きをします。骨にあるたんぱく質を活性化して、**骨の形成を促す**ため、骨粗しょう症の予防には不可欠です。

ビタミンKの多い食品
※単位…食品100g当たりμg

| カットわかめ | 1600 | モロヘイヤ（ゆで） | 450 |
| ひきわり納豆 | 930 | あしたば（ゆで） | 380 |

ビタミン類（水溶性） ビタミンB₁

DATA
・1日の推奨摂取量は、男性18～49歳1.4mg、女性18～49歳1.1mg。

※ 糖質の代謝を促す

糖質がエネルギーに変わるときに、なくてはならない栄養素です。**不足すると効率よくエネルギーが作られない**ばかりか、エネルギーにならなかった糖質が、乳酸やピルビン酸といった疲労物質として蓄積されてしまいます。

また、ビタミンB₁が不足すると、脳のエネルギー源である糖質が不足して、集中力がなくなったり、イライラすることがあります。

ビタミンB₁の多い食品
※単位…食品100g当たりmg

| 小麦胚芽 | 1.82 | 豚生ハム | 0.90 |
| 豚ヒレ肉 | 1.22 | たらこ | 0.71 |

ビタミン類（水溶性） ビタミンB₂

DATA
・1日の推奨摂取量は、男性18～49歳1.6mg、女性18～49歳1.2mg。

※ 不足すると皮膚や粘膜のトラブルに

ビタミンB₂は動物性食品に多く含まれます。**3大栄養素がエネルギーに変わる際の代謝過程を助けます。**活動量が多い人ほどたくさん必要です。

また、細胞の新陳代謝を助けますから、健康な皮膚や髪を維持するのに欠かせません。にきびや口内炎などのトラブルを予防し、**抗酸化力も高い**ので、脂肪の酸化を防いで老化防止にも効果的といわれています。

ビタミンB₂の多い食品
※単位…食品100g当たりmg

| 豚レバー | 3.60 | うなぎのかば焼き | 0.74 |
| 牛レバー | 3.00 | 小麦胚芽 | 0.71 |

第1章・栄養学の基本

ビタミン類（水溶性） ナイアシン

DATA
1日の推奨摂取量は、男性18〜29歳 15mgNE・30〜49歳 15mgNE。女性18〜29歳 11mgNE・30〜49歳 12mgNE

※ アルコール分解ビタミン

ナイアシンはビタミンB群のひとつです。お酒を飲むとアルコールを分解する際にナイアシンが使われます。ナイアシンが足りないと肝臓への負担が大きくなりますから、飲むときにはしっかり補給をしましょう。このときビタミンB2も一緒に摂るとより効果的。

また、ナイアシンは脂質の代謝を促進しますから、中性脂肪やコレステロール値の低下が期待できます。

ナイアシンの多い食品
※食品100g当たり　単位…mgNE

たらこ（生）	かつお（春）
49.5	19.0

まぐろの赤身	豚レバー
14.2	14.0

ビタミン類（水溶性） ビタミンB6

DATA
1日の推奨摂取量は、男性18〜49歳 1.4mg、女性18〜49歳 1.1mg

※ たんぱく質の合成を促す

ビタミンB6はアミノ酸がたんぱく質に合成される際に、それを促す成分としてとても重要です。**皮膚の新陳代謝**にも関わり、ハリのある肌作りにビタミンB6は欠かせません。

また、神経細胞間の情報伝達に必要な物質の生成にも関わっており、ビタミンB6が不足すると情報伝達がうまくいかず、興奮したり痙攣（けいれん）したりといった症状が起こることがあります。

ビタミンB6の多い食品
※食品100g当たり　単位…mg

にんにく	小麦胚芽
1.50	1.24

牛レバー	くろまぐろ（脂身・生）
0.89	0.82

ビタミン類（水溶性） ビタミンB12

DATA
1日の推奨摂取量は、18〜49歳 2.4μg ※男女とも同様

※ 貧血を防ぎ、神経を修復

ビタミンB12は葉酸とともに赤血球であるヘモグロビンの生成に関わっています。この２つのどちらかでも不足すると頭痛や動悸、下痢などの悪性貧血（巨赤芽球性貧血）を引き起こすことがあります。

また、ビタミンB12は神経細胞の核酸やたんぱく質の合成を補助して、**傷ついた神経を修復**します。これにより、精神を安定させ、集中力を高めます。

ビタミンB12の多い食品
※食品100g当たり　単位…μg

しじみ	牛レバー
62.4	52.8

あさり	いくら
52.4	47.3

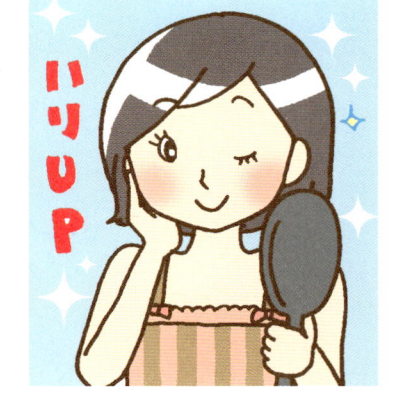

ビタミン類（水溶性） 葉酸

DATA
・1日の目安摂取量は、18〜49歳 240μg
※男女とも同様

※ 妊婦や子どもに重要

ビタミンB_{12}と一緒に、赤血球が作られる過程で重要な働きをします。DNAを構成している**核酸**は、細胞分裂に欠かせないものですが、この核酸を作るのにも葉酸は必須です。葉酸が不足すると、細胞の分裂や成長が阻害されてしまいます。胎児や乳児にとってはとても大切な栄養素です。葉酸の不足によって口内炎や舌炎などが引き起こされます。

葉酸の多い食品

鶏レバー	牛レバー
1300	1000

豚レバー	枝豆（生）
810	320

※単位：食品100g当たり μg

ビタミン類（水溶性） ビオチン

DATA
・1日の目安摂取量は、18〜49歳 50μg
※男女とも同様

※ エネルギー代謝をサポート

ビタミンB群のひとつで、ビタミンH、ビタミンB_7などとも呼ばれています。たんぱく質と結合して、さまざまな食品に含まれています。

糖質、脂質、たんぱく質がエネルギーに変わるときに、それをサポートします。特に糖質をエネルギーに変えるときに働く**カルボキシラーゼ**という酵素の働きを助けます。ビオチンが不足すると、筋肉痛や疲労などが起こることがあります。

最近ではアトピー性皮膚炎との関連が研究されています。アレルギー物質が体内に侵入すると**ヒスタミン**という物質が放出され、皮膚の炎症を引き起こすのですが、ビオチンはヒスタミンの産生を抑える働きがあると考えられています。

また、皮膚を構成するコラーゲンの生成に関わることから、張りのある肌を作るのに効果があります。

ビオチンの多い食品

豚レバー（生）	卵黄（生）
79.6	65.0

大豆（国産・乾）	カリフラワー
28.5	8.5

※単位：食品100g当たり μg

ビタミン類（水溶性） パントテン酸

DATA
・1日の目安摂取量は、18〜49歳 5mg
※男女とも同様

※ 酵素を補助するビタミン

ビタミンB群のひとつで、ビタミンB5とも呼ばれています。パントテン酸はビタミンB1やB2とともに、糖質や脂質などのエネルギー代謝の過程で酵素を補助する働きをしています。ストレスへの抵抗力を高める働きがあり、抗ストレスビタミンともいわれます。

肌の潤いを保つコラーゲンの生成に必要なビタミンCの働きを助けて、肌の健康維持に役立ちます。

パントテン酸の多い食品
※食品100g当たり 単位：mg

鶏（レバー・生）	牛（レバー・生）
10.10	6.40

豚（レバー・生）	ひきわり納豆
7.19	4.28

ビタミン類（水溶性） ビタミンC

DATA
・1日の推奨摂取量は、18〜49歳 100mg
※男女とも同様

※ ストレスにも対抗する美容ビタミン

ビタミンCは細胞と細胞を結びつけるコラーゲンを合成する際に、重要な役割を果たします。ビタミンCが不足すると皮膚の張りがなくなったり、歯茎から出血しやすくなったりします。

また、ビタミンCはパントテン酸と同様ストレスに対抗するビタミンです。強い抗酸化力のために活性酸素から体を守って動脈硬化や心筋梗塞を防ぐ働きもあるといわれています。

ビタミンCの多い食品
※食品100g当たり 単位：mg

赤ピーマン（生）	なすのからし漬け
170	87

芽キャベツ（生）	にがうり（ゴーヤ）
160	76

雑学コラム
ビタミンの名前になぜアルファベット？

ビタミンを発見したのは日本の鈴木梅太郎博士です。

その後、生命「vital」に必要な塩基「amine」（アミン）という意味からビタミンと命名されました。1915年にアメリカのマッカラムが脂溶性ビタミンを確認し、水に溶けにくいものを脂溶性A、水に溶けるものを水溶性Bと分類しました。その後、発見された順にC、D、Eとアルファベットがつけられるようになったのです。

ところが、研究が進むにつれ、ビタミンとされていたものがビタミンではないことがわかるなどの発見があり、それらが削除されて現在に至っています。

ミネラル ナトリウム

DATA
1日の目標摂取量は、食塩相当量で、男性18〜49歳9.0g未満、女性18〜49歳7.5g未満。

※ 栄養素の吸収を助ける

ナトリウムとカリウムは体内で一定のバランスを保ち、**細胞外はナトリウム、細胞内にはカリウムが多く含まれています**。細胞内にナトリウムが過剰に入ってくると、細胞外からカリウムを取り込むと同時にナトリウムを細胞外へ排出します。この細胞膜の仕組みを「**ナトリウム・カリウムポンプ**」といいます。

この他にナトリウムはカリウムとともに、血圧の調節、神経の情報伝達や筋肉の収縮、栄養素の吸収や運搬を助ける働きなどに関わっています。また、胃酸や腸の消化液の分泌を促す働きもあります。

※ 摂りすぎに注意

日本人はナトリウムの摂りすぎといわれています。ナトリウムの過剰摂取は**高血圧や胃がん、脳梗塞や心筋梗塞などの原因**になります。酸味やコクを効かせるなど調理を工夫して、減塩を目指しましょう。

食物繊維の多い食品と摂ると、余分なナトリウムの排泄を促します。

ナトリウムの多い食品
単位：g ※食品100g当たり

梅干し	8.7
しょう油（薄口）	6.3
しょうゆ（濃口）	5.7
ザーサイ・漬物	5.4

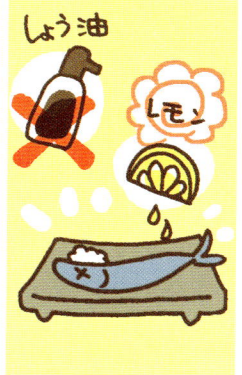

ミネラルとは

ミネラルは全部で100種類以上もあるといわれています。この中で、ヒトに必要なものは16種類。これらを必須ミネラルといいます。体の中で作ることができないため、必ず食品から摂らなければいけません。

必須ミネラルのうち、7種類を主要ミネラル、他の9種類を微量ミネラルといいます。主要ミネラルとは1日当たりの必要所要量が100mg以上のもの、微量ミネラルとは1日当たりの必要所要量が100mg未満のものをいいます。16種類のうち13種類は厚生労働省の「日本人の食事摂取基準」において、摂取量の基準が明示されています。

● **主要ミネラル**
イオウ、塩素、ナトリウム、カリウム、マグネシウム、カルシウム、リン

● **微量ミネラル**
鉄、亜鉛、銅、マンガン、ヨウ素、セレン、モリブデン、クロム、フッ素

ミネラル カリウム

DATA
1日の目標摂取量は、男性18～29歳2.8g・30～49歳2.9g。女性18～29歳2.7g・30～49歳2.8g

※ 血圧を下げる働き

カリウムは、その98％が細胞内に存在し、2％が細胞外の体液中にあります。ナトリウムとともに、**細胞の内と外の浸透圧の調整**をしています。

また、ナトリウムと同様、神経間の伝達や筋肉の収縮に関わっています。ナトリウムが腎臓で再吸収されるのを抑え、尿中へ排泄させて血圧を下げる働きもあります。このほか、筋肉のエネルギー代謝に関与しているため、カリウムが不足すると筋力が低下することがあります。

※ 利尿作用が強いものはカリウムを追い出す

お酒やコーヒー、お茶など利尿作用が強い飲み物は、カリウムを排泄させるので、飲み過ぎないように注意しましょう。

また、夏に大量の汗をかくと、カリウムが汗とともに失われて、脱力感や食欲不振といった症状の出る低カリウム血症になることがあります。

カリウムの多い食品
※食品100g当たり　単位…g

干しひじき	アボカド
4.4	0.72

干し柿	バナナ
0.67	0.36

雑学コラム
日本人がもっと摂るべき栄養素

2005年に「日本人の栄養摂取基準」が改正されたとき、もっと摂るべき栄養素として、4つの栄養素が追加されました。それが、カルシウム、食物繊維、不飽和脂肪酸、そしてカリウムです。

ナトリウムの過剰摂取によって、高血圧や脳卒中になることがわかってきましたが、カリウムが汗や尿として排出される際に、ナトリウムも一緒に排出されます。カリウムをたくさん摂取することで、これらの予防が期待されています。

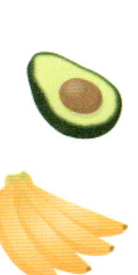

ミネラル カルシウム

DATA
1日の推奨摂取量は、男性18〜29歳0.65g・30〜49歳0.65g、女性18〜29歳0.65g・30〜49歳0.65g。

※ カルシウムは骨を作るだけじゃない

体内のカルシウムの量は、成人で約1kgといわれています。約99％は骨や歯に、残りの1％は血液や筋肉に含まれます。

血液に溶けたカルシウムは必要な分を残して骨に蓄えられますが、一方で、血液中のカルシウムが不足すると骨は自らを壊してカルシウムを補います。血液中のカルシウムは脳を動かしています。不足すると物忘れが起きやすくなります。また、出血を止めたり、筋肉を収縮させたり、神経の興奮を抑えるのにも重要な役割を果たしています。

※ ビタミンDと一緒に摂る

カルシウムは吸収されにくいので、きのこ類や魚類などのビタミンDと一緒に摂るようにすると吸収率が高まります。

カルシウムの多い食品
※単位：g　食品100g当たり

干しえび	プロセスチーズ
7.1	0.63

わかさぎ(生)	牛乳
0.45	0.11

ミネラル マグネシウム

DATA
1日の推奨摂取量は、男性18〜29歳340mg・30〜49歳370mg、女性18〜29歳270mg・30〜49歳290mg。

※ 神経の興奮を抑える

マグネシウムはカルシウムと密接な関係にあります。マグネシウムの50〜60％はカルシウムとともに骨にあり、残りは筋肉や脳、神経にあります。骨と歯の形成に必須なのはもちろんのこと、マグネシウムは体内で300種類以上の酵素の働きを活性化させ、筋肉の収縮や神経の情報伝達にも関わっています。**神経の興奮を鎮める**働きなど、さまざまな場面で機能しています。

さらに、たんぱく質の合成にも関与しています。最近では、**マグネシウムが学習能力と記憶力を強める**という研究が発表されています。

※ カルシウムと一定比率で摂る

種実類や魚介類、海藻類に多く含まれるマグネシウムは、カルシウムと一定の比率で摂ると相乗効果が生まれます。理想的には**カルシウム2に対しマグネシウム1**です。

マグネシウムの多い食品
※単位：mg　食品100g当たり

大豆	ひきわり納豆
220	88

ほうれん草(生)	バナナ
69	32

第1章・栄養学の基本

ミネラル リン

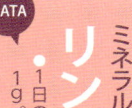

DATA
1日の目安摂取量は、男性18〜49歳1g。女性18〜49歳0.9g。

※ リンは摂りすぎ傾向

リンは体内のミネラルの中でカルシウムに次いで多い栄養素です。体内のリンの約85％はカルシウムやマグネシウムとともに歯や骨を作っています。残りの15％は脳や筋肉、神経などすべての細胞・組織に存在しています。

リンは**DNAの主成分である核酸を作る成分**であり、エネルギー代謝にも不可欠です。また、神経や筋肉を正常に保ったり、体液の浸透圧を調整するなど、さまざまな働きを担っています。

リンは加工食品や清涼飲料水に使われていることが多いため、**現在の食生活では摂りすぎが問題**になっています。リンとカルシウムは同量程度の摂取が理想で、リンの過剰摂取は骨の中にあるカルシウムを血中に取り込むため、吸収率を下げて、骨密度を下げることがあります。加工食品を日常的に食べる人は、カルシウムを多めに摂るよう心がけましょう。

リンの多い食品

たたみいわし	桜えび（素干し）
1.4	1.2

しらす干し	炒りごま
0.86	0.56

※単位：g 食品100g当たり

ミネラル 鉄

DATA
1日の推奨摂取量は、男性18〜29歳7.5mg・30〜49歳7.5mg、女性18〜29歳10.5mg・30〜49歳11mg

※ 鉄は不足しがちな栄養素

体内にある鉄の60〜70％は赤血球のヘモグロビンや、筋肉に存在するミオグロビンの構成成分で、これを「**機能鉄**」といいます。残りは筋肉や肝臓などに蓄えられ、エネルギー代謝の際に酸素を供給します。これを「**貯蔵鉄**」といいます。

機能鉄は酸素を肺から取り込んで、全身の細胞に運ぶ役割を担っています。鉄が不足するとヘモグロビンの量が減って、貧血や動悸などの症状が現れます。

鉄は吸収率が悪く、必要以上に吸収しない仕組みになっているため過剰摂取になることはまずありません。逆に、インスタント食品に含まれるカルシウム塩やリン酸などは鉄の吸収を阻害しますから、それらの食べすぎには注意が必要です。

鉄の多い食品

あおのり	干しひじき
74.8	55.0

干しえび	しじみ（生）
15.1	5.3

※単位：mg 食品100g当たり

ミネラル 亜鉛

DATA
1日の推奨摂取量は、男性18〜49歳 12mg、女性18〜49歳 9mg

※ 発達に欠かせない必須ミネラルのひとつ

亜鉛は血液や骨、筋肉などに存在しています。体内に存在する量はわずかですが、**たんぱく質の合成や骨の発達に欠かせない必須ミネラルのひとつ**です。生殖腺ホルモンの活動や女性ホルモンの活性化をはじめ、味覚や嗅覚の正常化、皮膚の健康、精神の安定など亜鉛の働きは多岐にわたっています。亜鉛が不足すると、肌荒れ、抜け毛、生理不順、疲労感など不調が現れます。

亜鉛の多い食品

牡蠣（養殖・生）	牛肉（肩）
13.2	4.9

プロセスチーズ	うなぎ（かば焼き）
3.2	2.7

※単位…mg　※食品100g当たり

ミネラル 銅

DATA
1日の推奨摂取量は、男性18〜49歳 0.9mg、女性18〜49歳 0.7mg

※ 美容効果にも注目

銅は体内ではたんぱく質と結びついて、骨や筋肉などに貯蔵されています。銅は「血のミネラル」と呼ばれ、鉄とともに**赤血球中のヘモグロビンの合成**に関わっています。

また、肌の弾力を維持するのに必要なエラスチンやコラーゲンが作られるときに必要な酵素の成分としても欠かせないため、最近は、銅の美容効果も注目されています。

銅の多い食品

牛レバー	桜えび（素干し）
5.3	3.34

牡蠣（養殖・生）	まだこ（生）
0.89	0.3

※単位…mg　※食品100g当たり

ミネラル マンガン

DATA
1日の目安摂取量は、男性18〜49歳 4.0mg、女性18〜49歳 3.5mg

※ さまざまな酵素を構成

カルシウムやリンとともに骨の形成を促す重要なミネラルです。さまざまな酵素の構成成分となり、**酵素を活性化する働き**があります。

活性酸素を除去するスーパーオキシドジスムターゼという酵素の成分となって細胞膜の酸化を防ぎ、老化予防にも一役かっています。また、性ホルモンやインスリンの合成もサポートしています。

マンガンの多い食品

生姜	しそ
5.01	2.01

モロヘイヤ	ひきわり納豆
1.32	1.00

※単位…mg　※食品100g当たり

第1章 栄養学の基本

ミネラル ヨウ素

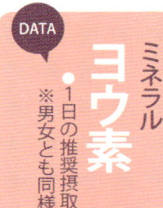

DATA
・1日の推奨摂取量は、18〜49歳 130μg
※男女とも同様

※ 神経活動、成長を活発にする

ヨウ素は、ヨードとも呼ばれます。ほとんどが甲状腺の中にあり、甲状腺ホルモンの成分となります。甲状腺ホルモンは**神経細胞の内側と外側のナトリウム濃度のバランスを調整する**働きをしています。

また、炭水化物や脂質、たんぱく質の代謝を促して神経活動や成長を活発にするため、知能の発達や皮膚や髪の健康にも欠かせません。

ヨウ素の多い食品

あわび	まいわし
180	28

かつお（秋）	ぶり
25	24

※食品100g当たり 単位：μg

ミネラル モリブデン

DATA
・1日の推奨摂取量は、男性 18〜29歳 25μg／30〜49歳 30μg。女性 18〜29歳 20μg／30〜49歳 25μg

※ 糖質や脂質の代謝を補助する

食品中のモリブデンの量は非常に微量ですが、特にプリン体が分解されて最終老廃物である尿酸が作られる際に必要な酵素キサンチンオキシダーゼの構成成分として、重要な役割を果たしています。

肝臓に蓄えられている**鉄の利用効率を上げ、造血を促進させて鉄欠乏性貧血を予防する**効果もあります。

モリブデンの多い食品

あずき	グリンピース（生）
210	65

玄米	にんにく
64	15

※食品100g当たり 単位：μg

ミネラル セレン

DATA
・1日の推奨摂取量は、男性 18〜49歳 30μg。女性 18〜49歳 25μg

※ ビタミンEと摂ると効果的

強力な抗酸化作用を持つセレンは、がんや若返りの効果、また、血液がかたまるのを防ぐため、**脳血栓や心筋梗塞などに対する予防**などの効果が期待できます。

ビタミンEは活性酸素ができる前の段階で活性酸素の生成を抑制するため、セレンと一緒に摂ると抑制と分解を同時に行うことができ、より効果がアップします。

セレンの多い食品

かつお（秋）	さんま（焼）
100	44

そば（ゆで）	えんどう
12	11

※食品100g当たり 単位：μg

ミネラル クロム

DATA
・1日の推奨摂取量は、男性18〜49歳40μg。女性18〜49歳30μg

※ 糖尿病や生活習慣病に貢献

クロムは血糖値をコントロールする**インスリンを活性化する**働きがあります。このため、糖尿病の予防に効果があるといわれています。

また、**糖質や脂質の代謝**に関わっており、特に脂質の代謝では中性脂肪やLDLコレステロールの増加を防いで、動脈硬化や高血圧などの生活習慣病予防に貢献しています。クロムが不足すると血糖値の上昇を招きます。

クロムの多い食品

※食品100g当たり 単位：μg

ビーフン	牛肉(リブロース)
4	2

豚肉(ロース)	鶏肉(もも)
3	2

ミネラル 食物繊維

DATA
・1日の目標摂取量は、男性18〜49歳19g以上。女性18〜49歳17g以上

※ 腸を動かし、便秘を改善

食物繊維は、**不溶性食物繊維と水溶性食物繊維**の2つに分類されます。

不溶性食物繊維は**穀類、野菜、豆類**のほか、**えびやかにの甲羅**にも含まれています。保水性が高いという特徴があり、胃や腸で水分を吸収し、ふくらんで腸を刺激し、**ぜん動運動を活発**にします。これにより、腸内の有害物質を排出させ、**便秘を改善**させる働きがあります。

水溶性食物繊維は水に溶けると粘性が出てきます。このため、胃腸内をゆっくりと移動し、お腹がすきにくくなって、食べすぎを防ぎます。糖質やコレステロールの吸収をゆるやかにして、血糖値やコレステロール値の上昇を抑えます。

また、腸内で乳酸菌などの有益な菌を増やして**腸内環境を整える**働きもしています。

※ 摂り方は不溶性2に対して水溶性1

不溶性食物繊維の多い玄米や根菜類や葉野菜ばかり食べていると、便が硬くなって便秘になってしまうことがあります。これは、腸のぜん動運動が活発になることで便から水分が失われてしまうためです。

果物や海藻類などの水溶性食物繊維もバランスよく摂るようにしましょう。**不溶性2に対し、水溶性1の割合がよい**といわれています。

食物繊維の多い食品

※食品100g当たり 単位：g

干しひじき	ごぼう(生)
43.3	5.7

おから(旧来製法)	西洋かぼちゃ(生)
9.7	3.5

機能性成分 ポリフェノール

・強力な抗酸化作用で病気を防ぐ

※ ポリフェノールの抗酸化作用

ポリフェノールは300種類以上もあるといわれています。植物が光合成をする際にできる糖分の一部が変化したもので、**葉や花などに含まれている色素や苦味成分**を総称しています。

ポリフェノールの化学構造をみるとOH基（水素基）が2つ以上結合しています。このOH基が活性酸素を無害化する強力な**抗酸化作用**をもっています。

抗酸化作用をもつ成分として、ビタミンCやEがありますが、それらは細胞の特定の場所で働きます。例えば、ビタミンCは細胞と細胞の水溶性部分で抗酸化力を発揮します。しかし、ポリフェノールはどんな場所でも抗酸化作用を発揮します。

※ さまざまな食品と組み合わせて摂る

ポリフェノールの抗酸化作用の力が発揮されるのは**摂取後2〜3時間**といわれています。このため、一度に大量のワインを飲んでアントシアニンを摂っても長続きはしません。ポリフェノールはほとんどの食品が含有していますから、さまざまな食品を組み合わせて、3食で摂るほうが効率的といえます。

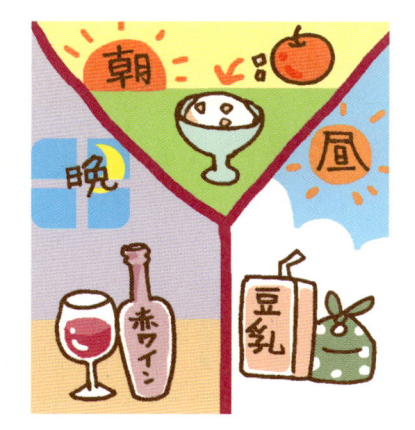

おもなポリフェノールの種類と働き

名称	期待できる効果	含む食材
アントシアニン	抗酸化作用、肝臓の機能を高める	赤ワイン、なす
イソフラボン	女性ホルモンの調整、冷え性の改善	大豆
カテキン	殺菌作用、血中コレステロールの低下	緑茶
ケルセチン	冠動脈硬化を予防	玉ねぎ、りんご
クロロゲン酸	発がん物質の生成を抑制	プルーン、コーヒー
カカオマスポリフェノール	ストレス抑制、疲労回復	ココア、チョコレート

機能性成分 カロテノイド

●数種類を一緒に摂って抗酸化パワーをアップ

※ 植物や動物に含まれる色素成分

カロテノイドは植物や動物に含まれる色素成分で、600種類もあるといわれています。にんじんやほうれん草、かになどの赤、黄、オレンジ色はさまざまな種類のカロテノイドによるものです。

カロテノイドはアルコールに溶ける**カロテン類**とアルコールに溶けない**キサントフィル類**に分類されます。

カロテン類のなかで有名なのが**β-カロテン**や**リコピン**。キサントフィル類のなかでは**カプサイシン**がよく知られています。

※ 活性酸素を除去

紫外線は体をさびつかせる活性酸素を生み出します。常に紫外線にさらされている植物は色素（カロテノイド）によって身を守っています。この色素はヒトにも有効で、皮膚や目を守ってくれます。

また、抗酸化作用によって有害な活性酸素を除去し、生活習慣病やがん、老化の予防・抑制に効果があるといわれています。

※ さまざまな色の野菜や果物を摂る

カロテノイドの働きを高めるには、1種類だけでなく、**数種類を一緒に摂ったほうが効果的**だといわれています。さまざまな色の野菜や果物を組み合わせて摂るようにしましょう。

植物性食品では、**緑黄色野菜やとうもろこし**など、動物性食品では**卵黄やえび、かに**に含まれます。

また、脂溶性のため、油と一緒に摂ると吸収率が高まります。

おもなカロテノイドの種類と働き

	名称	期待できる効果	含む食材
カロテン類	α-カロテン	免疫力の強化	にんじん、西洋かぼちゃ、紫いも
	β-カロテン	免疫力の強化、粘膜の強化	にんじん、モロヘイヤ、春菊
	γ-カロテン	抗酸化作用	かぼちゃ、にんじん
	リコピン	抗酸化作用、抗がん作用	トマト、すいか、柿
キサントフィル類	カプサンチン	抗酸化作用	唐辛子、しし唐
	ルテイン	抗酸化作用、抗がん作用	ほうれん草、キャベツ
	フコキサンチン	抗腫瘍作用	海藻類
	アスタキサンチン	抗酸化作用	鮭、えび、かに

機能性成分とは

苦味や渋味の成分

機能性成分は、ファイトケミカルとも呼ばれます。たんぱく質や脂質、炭水化物、ビタミン、ミネラルはヒトが生きていくうえで欠かせない栄養素で、5大栄養素と呼ばれるのに対し、ファイトケミカルは、栄養素以外の成分で、体の生理的機能を活性化させるのに役立つ成分を指します。種類は数千から1万もあるといわれています。

主に植物に含まれる抗酸化物質で、苦味や渋味、色素などの成分です。緑黄色野菜をはじめ、単色野菜にも含まれます。5大栄養素のようにエネルギー源や体を作る素材にはならないので、必ず摂らなければ健康を害するというものではありません。

生理機能を活性化する

多くのファイトケミカルには、活性酸素による弊害を無害化する働きがあります。また、血中コレステロールや中性脂質を減少させる、腸内の環境を整える、アレルギーを抑制するなどの働きがあり、老化予防や免疫力の向上など健康の維持・増進に大いに期待できます。5大栄養素にも匹敵する成分といえます。中でもよく知られているのが、ポリフェノールやカロテノイドなどです。ファイトケミカルは種類が多く、加熱しても破壊されず、生でも食べられるという特長があります。

ファイトケミカルの種類

ファイトケミカルは6つに分類されます。

1 ポリフェノール
植物が活性酸素、細菌、ウイルスなどから身を守るために合成した化学物質で、根、葉、花など植物が光合成で作る糖分の一部が変化したもの。ほとんどすべての植物に存在し、色素、苦味、香りなどの成分。

2 脂質関連物質（カロテノイド類）
緑黄色野菜に多く含まれる。強力な抗酸化作用を発揮する。

3 イオウ化合物
抗酸化作用や抗菌作用のほか、疲労回復にも効果を発揮。

4 アミノ酸関連物質
肝臓の代謝機能の改善、血圧の正常化、がん予防にも効果を発揮。体力回復にも有効。

5 糖関連物質
がん細胞を攻撃する細胞を活性化。腸管免疫に働きかけ、全身の免疫を活性化する。

6 香気成分
香りや苦味の成分で、リラックス、血行促進のほか、免疫細胞を増やし、活性化する。

機能性成分 イオウ化合物

- 強い殺菌作用

※ 刺激臭や苦味のもと

イオウを含む成分で、**含硫化合物**とも呼ばれます。にんにくや玉ねぎ、にら、ねぎ、大根、わさびなどに含まれる成分で、**強い刺激臭や辛味に特長**があります。

強力な**抗酸化作用**や血液をサラサラにして血行をよくする働きがあり、動脈硬化や高血圧の予防、さらにはがんの予防に効果があるといわれます。殺菌力も強く、生ものの薬味として使うことで食中毒などを防ぎます。

イオウ化合物は熱に弱く、水にも溶けやすいため、**生で食べるのが効果的**な摂り方です。

摂りすぎると刺激が強くて、胃の粘膜を傷つけてしまうものもあるので、一度に大量に摂らないようにしましょう。

おもなイオウ化合物の種類と働き

名称	期待できる効果	含む食材
アリシン	抗酸化作用、抗菌作用	にんにく、長ねぎ、玉ねぎ
アホエン	血栓予防、抗菌作用	にんにく
イソチオシアネート	殺菌作用、食欲増進	にんにく、わさび、大根
アリイン	抗菌作用、血栓予防	にんにく、にら、長ねぎ

機能性成分 アミノ酸関連物質

- たんぱく質構成成分

※ 種類によって異なる機能・効能

アミノ酸というと、たんぱく質や酵素などの構成成分として注目されますが、それ自体が特別な機能をもつものがあります（左表参照）。

例えば、**グルタミン酸やアスパラギン酸**は脳神経細胞のエネルギーとして使われます。脳機能を活性化させる働きがあるため、認知症の予防やアルコール依存症の改善などの効果が期待できます。

おもなアミノ酸関連物質の種類と働き

名称	期待できる効果	含む食材
グルタミン酸	脳の機能を高める	海藻、大豆
アスパラギン酸	エネルギーの代謝にかかわる	ナッツ類、肉類
タウリン	疲労回復、コレステロール値を下げる	いか、たこ
グリシニン	ホルモンのバランスを調整	大豆、豆腐など
ラクトフェリン	腸の善玉菌を増やす、免疫力を高める	牛乳、チーズ
カゼイン	カルシウムの吸収を高める	牛乳
コラーゲン	免疫機能を高める、肌に張りを与える	鶏の皮、牛筋、豚足

機能性成分 糖関連物質
● 糖によって作られる

※ 代表格は乳酸菌と糖アルコール

糖が発酵したり、酸化・還元によりできる成分で、**乳酸菌**や**糖アルコール**が代表的です。

乳酸菌は、糖類を発酵させて乳酸を作る微生物の総称です。**ビフィズス菌、ブルガリア菌**など200種類以上あります。腸内で乳酸菌が働くと、悪玉菌を減らして便秘を解消。腸内細菌が整うことで免疫力が高まり、花粉症などのアレルギーを予防します。

糖アルコールは、糖類が還元されて作られる甘味成分です。**キシリトール**や**ソルビトール**などがあり、砂糖のように血糖値を上昇させにくいため、ガムなどの加工食品の甘味料として使われています。

おもな糖関連物質の種類と働き

	名称	期待できる効果	含む食材
乳酸菌	LG21乳酸菌	ピロリ菌の抑制	LG21乳酸菌入りヨーグルト
乳酸菌	ビフィズス菌	便秘予防、免疫力強化	ヨーグルト、乳酸菌飲料
糖アルコール	キシリトール	虫歯の原因の酸の産生を防ぐ	甘味料として含まれる
糖アルコール	ソルビトール	せき止め	梨、桃

機能性成分 香気成分
● 揮発性の芳香成分

※ アロマテラピーにも使われる

香気成分とは、ハーブや柑橘類に含まれる揮発性の芳香成分です。1つの植物にさまざまな種類の成分が含まれていることが多く、精油として抽出したものが、アロマセラピーのエッセンシャルオイルとして利用されています。

柑橘類の皮に多く含まれるリモネンは、鎮静作用があり、ストレス解消や安眠効果が期待できます。また、香気成分には**抗酸化作用**の強いものが多く、がんを抑制する効果も注目されています。

おもな香気成分の種類と働き

名称	期待できる効果	含む食材
リモネン	風邪予防、鎮静作用、がん予防	柑橘類の皮、しそ
シオネール	抗ウイルス作用、殺菌作用	ユーカリ、ローズマリー、よもぎ
イソボルネオール	鎮静作用	春菊、よもぎ
チモール	抗菌作用	タイム、オレガノ

もっと栄養学 Column ❶
自分に合う基礎代謝量やエネルギー必要量は？

　1日にどれだけのエネルギーが必要なのかを知っておくことは、健康維持に非常に大切なことです。必要以上にエネルギーを摂れば、肥満を招きますし、不足すると体力が落ちてしまいます。

　自分に必要なエネルギー量を知るためには、年齢に応じた基礎代謝基準値を知っておく必要があります。基礎代謝とは生きていくために最低限必要なエネルギー量のこと。基礎代謝は消費される全エネルギーの約7割を占めます。基礎代謝が高ければ太りにくく、基礎代謝が低いと太りやすいといわれます。

　基礎代謝は年齢とともに低下しますから、運動もしないで若いころと同じ食事量（エネルギー量）を摂っていたら、当然太ってしまいます。下の①の計算式で、「1日の基礎代謝量」を求めてみましょう。

　また、必要以上にエネルギーを摂らないためには、「1日に必要なエネルギー量」を知っておくことも大切です。これは、②の計算式の通り、基礎代謝量に身体活動レベルの数値を掛けると算出できます。

　ダイエットをしたい場合、「目標体重×基礎代謝基準値×身体活動レベル」の計算式で、目標体重のエネルギー必要量が計算できます。普段のエネルギー量が多すぎないか、チェックしてみてください。でも、目標体重を必要以上に低くすることは健康によくないので、やめましょう。

① 1日の基礎代謝量の計算

1日の基礎代謝量（kcal）
＝基礎代謝基準値（kcal）×体重（kg）

例）
年齢32歳、体重48kgの
女性の1日の基礎代謝量は？
21.7（表1参照）× 48＝約1042kcal

表1　基礎代謝基準値

年齢（歳）	男性（kcal）	女性（kcal）
1～2	61.0	59.7
3～5	54.8	52.2
6～7	44.3	41.9
8～9	40.8	38.3
10～11	37.4	34.8
12～14	31.0	29.6
15～17	27.0	25.3
18～29	24.0	22.1
30～49	22.3	21.7
50～69	21.5	20.7
70以上	21.5	20.7

② 1日のエネルギー必要量の計算

1日のエネルギー必要量（kcal）
＝1日の基礎代謝量（kcal）×
　　　　　　　　　身体活動レベル

例）
1日の基礎代謝量1042kcalで
身体活動レベルがIIの場合は？
1042 × 1.75（表2参照）＝約1824kcal

表2　身体活動レベル

程度	数値	内容
低い（I）	1.50	生活の大部分が座位で、静的な活動が中心の場合
ふつう（II）	1.75	座位中心の仕事だが、職場内での移動や立位での作業・接客など、あるいは通勤・買物・家事・軽いスポーツなどを含む場合
高い（III）	2.00	移動や立位の多い仕事への従事者。あるいは、スポーツなど余暇における活発な運動習慣をもっている場合

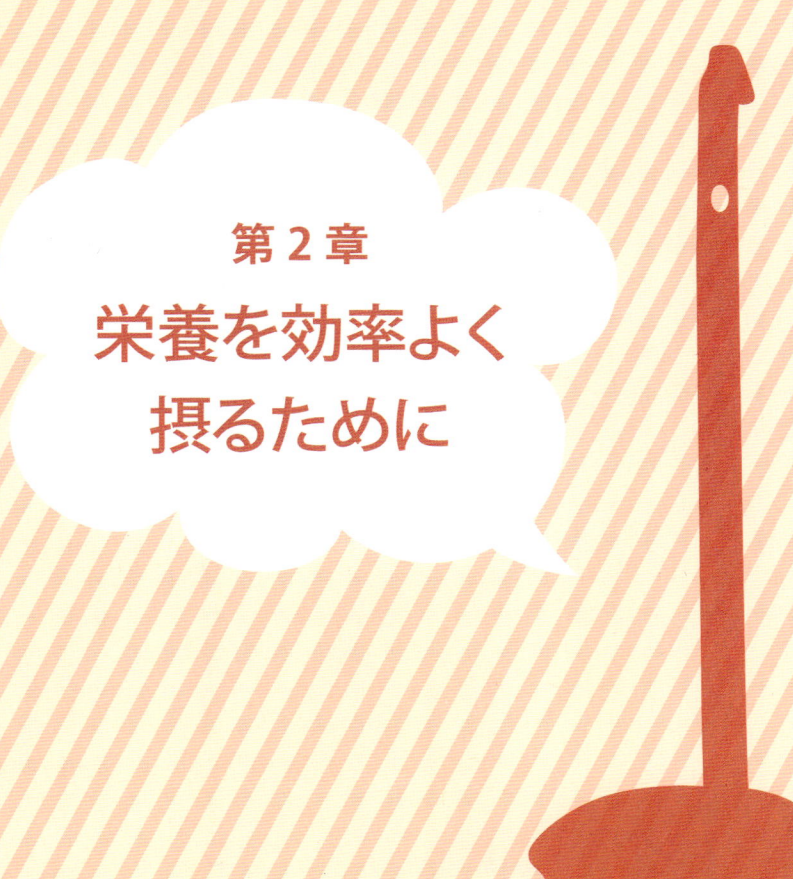

第2章
栄養を効率よく摂るために

食事バランスガイドと食事の適量

＊ 食事バランスガイドとは

現在、日本人が1日に摂取するべきエネルギーや各栄養素の量は、厚生労働省から「**日本人の食事摂取基準**」として公表されています。食事摂取基準は、日本人の健康の維持・増進、生活習慣病の予防を目的として算出された数値で、5年ごとに見直されます。

この日本人の食事摂取基準をもとに、1日に食べる目安量を一般の人にもわかりやすく図表にしたのが、「**食事バランスガイド**」です（図1）。

1日分の食事を**主食**、**副菜**、**主菜**、**牛乳・乳製品**、**果物**の5つの料理区分に分けて、コマのイラストで表現しています。コマの芯の部分は、私たちの健康に欠かせない水分が描かれています。

す。また、コマの上で走る人は、適度な運動習慣の重要性を意味しています。いずれの要素が欠けても、コマはバランスを崩して倒れてしまう（健康を損なう）というわけです。

＊ 1日の食事の適量は

5つの料理区分はコマの上に位置するほど多くなります。いずれも欠けることがないように、気をつけましょう。

それぞれの目安量の最小単位はSV（サービングサイズ）で示され、それぞれの1日量は、性別、年齢、身体活動量で異なります（図2）。コマの横に示された数値は、身体活動量の低い女性を除くほとんどの女性と、身体活動量の低い男性の目安量です。

嗜好品は1日200キロカロリーを目安に

食事バランスガイドでは、お菓子やお酒などの嗜好品は、コマのひもとして表現。「楽しく適度に」とメッセージが添えられ、食生活を楽しむために、適度であれば摂ってよいことになっています。その目安量は、1日200キロカロリーです。

200キロカロリー相当の嗜好品

どら焼き1個
シュークリーム1個
板チョコ1／2枚
クッキー3～4枚
ポテトチップス1／2袋（40g）
ビール500ml缶1本
日本酒コップ1杯（200ml）
ワイングラス2杯（200ml）

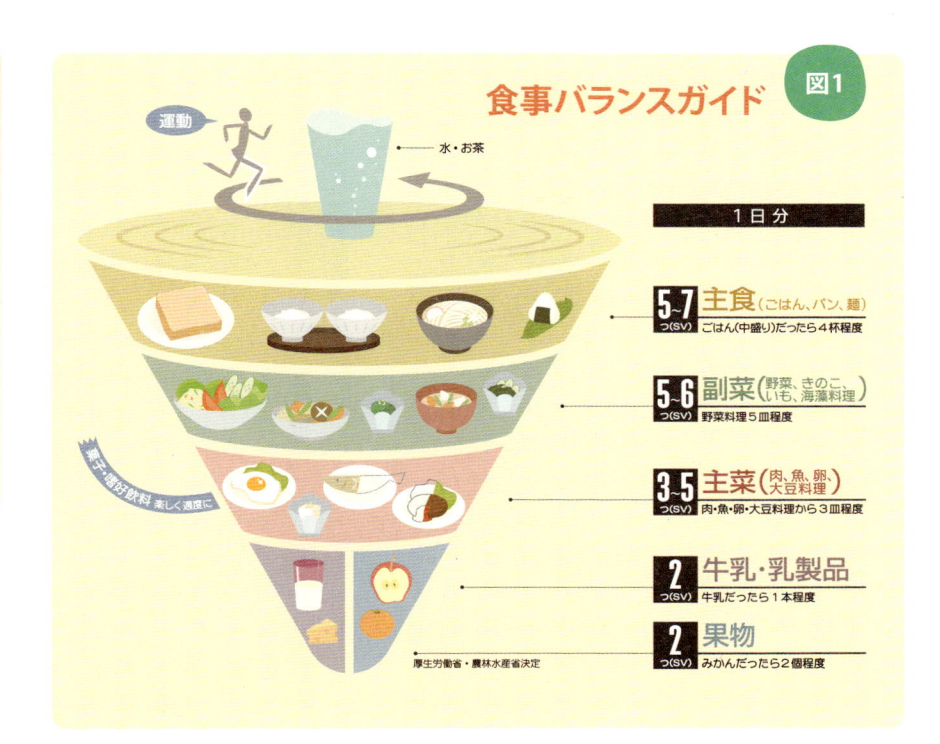

第2章・栄養を効率よく摂るために

食事バランスガイド　図1

- 運動
- 水・お茶

1日分

区分	SV	種類	目安
5〜7つ(SV)		主食（ごはん、パン、麺）	ごはん（中盛り）だったら4杯程度
5〜6つ(SV)		副菜（野菜、きのこ、いも、海藻料理）	野菜料理5皿程度
3〜5つ(SV)		主菜（肉、魚、卵、大豆料理）	肉・魚・卵・大豆料理から3皿程度
2つ(SV)		牛乳・乳製品	牛乳だったら1本程度
2つ(SV)		果物	みかんだったら2個程度

菓子・嗜好飲料 楽しく適度に

厚生労働省・農林水産省決定

対象者別、料理区分における摂取量の目安（1日分）　図2

対象者	エネルギー(kcal)	主食	副菜	主菜	牛乳・乳製品	果物
6〜9歳の子ども、高齢者を含む身体活動量の低い女性	1600〜1800	4〜5	5〜6	3〜4	2	2
ほとんどの女性。69歳までの身体活動量の低い男性。70歳以上の身体活動量の普通以上の男性。	2000〜2400	5〜7	5〜6	3〜5	2	2
12歳以上のほとんどの男性	2600〜2800	6〜8	6〜7	4〜6	2〜3	2〜3

- 1日分の食事量は、活動（エネルギー）量に応じて、各料理区分における摂取の目安（○つ(SV)）を参考にする。
- 2200±200kcalの場合、副菜（5〜6つ(SV)）、主菜（3〜5つ(SV)）、牛乳・乳製品（2つ(SV)）、果物（2つ(SV)）は同じだが、主食の量と、主菜の内容（食材や調理法）や量を加減して、バランスのよい食事にする。

※日本人の食事摂取基準（2010年版）に対応

栄養バランスのよい献立の基本

※ 各料理区分の1つ分を目安に

栄養バランスのよい献立は、前ページで紹介した「対象者別、料理区分における摂取量の目安（1日分）」（41ページ図2）を基準にして考えましょう。

基準となる料理の量は、料理区分によって異なります。図3を参考にして、それぞれの1つ分（＝1SV）を覚えておくと、献立を考えるときに便利です。

●**主食**（ごはん、パン、めん類）

1つ分（＝1SV）の目安は、主成分である炭水化物約40gに当たる量です。ごはんなら市販のおにぎり1個分、パンなら食パン4〜6枚切り1枚分に相当します。めん料理1人分は、2つ分（＝2SV）として考えます。

●**副菜**（野菜、きのこ、いも、海藻料理）

1つ分（＝1SV）の目安は、ビタミン、ミネラル、食物繊維の供給源となる野菜や海藻類の約70gに当たる量です。1つ分は、野菜サラダやほうれん草のおひたし1皿分と考えます。

●**主菜**（肉、魚、卵、大豆料理）

1つ分（＝1SV）の目安は、たんぱく質の約100g（たんぱく質6g）に当たる量です。卵なら1個分、納豆なら1パックに相当。1人分の魚料理は2つ分（＝2SV）、肉料理は3つ分（＝3SV）と考えます。

●**牛乳・乳製品**

1つ分（＝1SV）の目安は、主成分であるカルシウムの約100mgに当たる量です。牛乳ならコップ2分の1杯分、ヨーグルトなら1個分に相当します。

●**果物**

1つ分（＝1SV）の目安は、約100gです。ビタミンCやカリウムの供給源になります。みかんなら1個、りんごなら2分の1個に相当します。

※ 1日の目安量を3食で摂取

食事は1日に3食が基本ですから、41ページの図2の自分に当てはまる1日分の摂取量を、3回に分けて摂るように献立を組み立てます。その場合、主食、副菜、主菜は毎食とり入れ、牛乳・乳製品と果物は、3食のうちいずれかで摂るようにします。

カレーライスや丼物などは、複合料理として換算します。カレーライスの場合は、ごはん軽く2杯分（主食2SV）、肉1つ分（主菜1SV）、野菜2つ分（副菜2SV）となります。ただし、肉や野菜が少なければ、カウントしません。

第2章・栄養を効率よく摂るために

5つの料理区分別 1日の目安量 (2,200 ± 200kcal) 図3

料理区分	1日の目安量	料理例
主食 ごはん、パン、めん類	5〜7つ (SV)	1つ分 (=1SV): おにぎり1個、食パン4〜6枚切り1枚 2つ分 (=2SV): うどん1杯、スパゲッティー
副菜 野菜、きのこ、いも、海藻料理	5〜6つ (SV)	1つ分 (=1SV): 野菜サラダ、ほうれん草のおひたし1皿 2つ分 (=2SV): 野菜の煮物、野菜炒め
主菜 肉、魚、卵、大豆料理	3〜5つ (SV)	1つ分 (=1SV): 冷奴、納豆 2つ分 (=2SV): 焼き魚、まぐろといかの刺身 3つ分 (=3SV): ハンバーグステーキ、鶏肉のから揚げ
牛乳・乳製品	2つ (SV)	1つ分 (=1SV): 牛乳コップ半分、スライスチーズ1枚、ヨーグルト1個
果物	2つ (SV)	1つ分 (=1SV): みかん1個、りんご半分、ぶどう半房

効率のよい食べ合わせ＆悪い食べ合わせ

※ **炭水化物＋ビタミンB₁＋硫化アリル、アリシン**（代謝アップ）

炭水化物が体内でエネルギーとして使われるためには、代謝を助けるビタミンB₁が欠かせません。不足すると、疲労物質が体内に蓄積されて、疲れやすくなります。

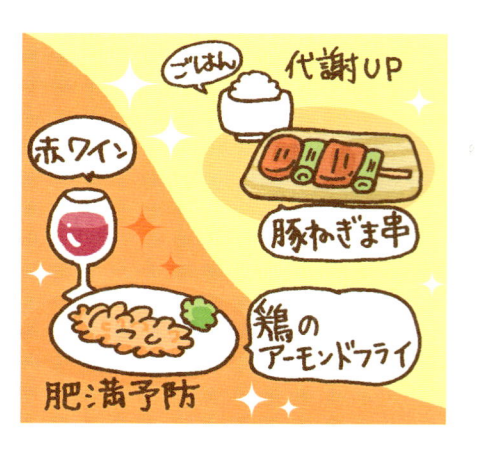

また、ねぎ類の刺激臭の成分である硫化アリルやアリシンと一緒に摂ると、吸収率が高まります。

◆ **ビタミンB₁を多く含む食材**
豚肉、ハムやベーコンなどの豚肉加工品、うなぎ、玄米、豆類 など

◆ **硫化アリル、アリシンを多く含む食材**
にんにく、ねぎ、にら など

※ **脂質＋ビタミンB₂、タンニン**（肥満予防）

ビタミンB₂は、脂質の代謝に不可欠。脂肪を多く摂ったときにはビタミンB₂を多く摂ること。不足すると脂肪が十分に燃焼されず、肥満の原因になります。また、タンニンは、体内で脂肪の

岩崎先生の オススメ食べ合わせ

メニュー

カキフライ＋レモン
カキに含まれる鉄分の吸収率を、レモンのクエン酸がアップさせてくれます。

とんかつ＋キャベツ
キャベツのビタミンUが胃腸を保護し、消化・吸収を助けてくれます。

ステーキ＋クレソン
ステーキだけでは不足するビタミンをクレソンが補うとともに、消化促進や血液酸化防止を助けます。

栄養素

糖質＋食物繊維
糖質を消化吸収されにくい食物繊維と一緒に摂ることで、吸収がおだやかに進み、体脂肪をつけにくくします。

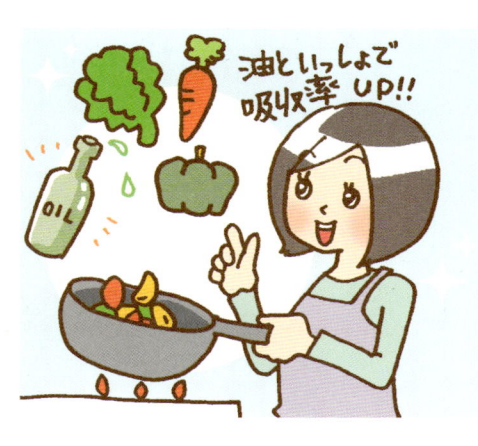

第2章・栄養を効率よく摂るために

油といっしょに吸収率UP!!

※ **脂溶性ビタミン＋油** （吸収率アップ）

脂溶性のビタミンのA・D・E・Kは、油で炒めるなど油と一緒に摂ると、体内での吸収率が高まります。

◆ **ビタミンAを多く含む食材**
レバー、うなぎ、モロヘイヤ、かぼちゃ、にんじん、ほうれん草　など

◆ **ビタミンDを多く含む食材**
まぐろ、いわし、かつおなどの青背魚、レバー、卵　など

◆ **ビタミンEを多く含む食材**
アーモンドや落花生などのナッツ類、かぼちゃ、いくらやたらこなどの魚卵　など

◆ **ビタミンKを多く含む食材**
納豆、春菊などの緑黄色野菜、わかめやのりなどの海藻類　など

※ **ビタミンA＋ビタミンC＋ビタミンE** （抗酸化力アップ）

ビタミンA・C・Eは、体のサビと

吸収を抑えるため、脂質と一緒にビタミンB₂とタンニンを摂ると肥満予防に効果的です。

◆ **ビタミンB₂を多く含む食材**
レバー、うなぎ、アーモンド、のり　など

◆ **タンニンを多く含む食材**
緑茶、紅茶、ワイン、コーヒー、柿　など

脂溶性ビタミンは過剰摂取に注意

脂溶性ビタミンは肝臓をはじめとして体内の脂肪組織などに蓄積されます。そのため、過剰摂取には注意が必要です。なかでも、AとDは注意してください。

ビタミンAを摂りすぎると、顔面紅潮、筋肉痛、頭痛、食欲不振などが現れます。ビタミンDでは、骨からカルシウムが分離して骨がもろくなったり、吐き気、皮膚のかゆみ、食欲不振などが現れます。

また、若返り効果があるといわれるビタミンEも最近の研究では過剰摂取により、骨粗鬆症が引き起こされる危険性があることもわかってきました。

通常の食生活で過剰摂取になることはまずありませんが、サプリメントなどで多量に摂る場合は注意しましょう。

なる活性酸素を取り除き、皮膚や血管の老化を防ぐ抗酸化ビタミン。一緒に摂ると効果がパワーアップします。

◆ ビタミンAを多く含む食材
味付けのり、青のり、銀ムツ、あしたば、かぶ など

◆ ビタミンCを多く含む食材
赤ピーマン、芽キャベツ、のり、ブロッコリー、キウイ、レモン など

◆ ビタミンEを多く含む食材
あんこうのきも、いくら、サーモン、子持ちガレイ、ひまわり油、かぼちゃ、枝豆 など

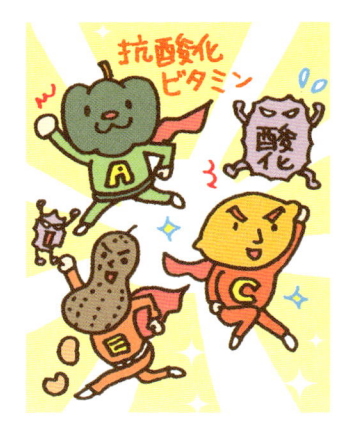

＊ カルシウム＋ビタミンD、クエン酸、ビタミンKなど（吸収率アップ）

カルシウムは、体内での吸収率が低く不足しがちな栄養素のひとつです。吸収率を高めるには、ビタミンDやクエン酸、ビタミンKなどと一緒に摂取します。

◆ カルシウムを多く含む食材
チーズ、ひきわり納豆、桜えび など

◆ ビタミンDを多く含む食材
しらす干し、すじこ、かつおなどの青魚、白きくらげ、卵 など

◆ クエン酸を多く含む食材
レモンなどの柑橘類、キウイ、酢 など

◆ ビタミンKを多く含む食材
カットわかめ、ひきわり納豆、かぶや大根の葉 など

✕ カルシウム＋フィチン酸、シュウ酸、カフェインなど

カルシウムは、玄米などに含まれるフィチン酸、ほうれん草やたけのこに含まれるシュウ酸、カフェインなどと一緒に摂ると、吸収率が低下します。

＊ 鉄＋ビタミンC、クエン酸、たんぱく質（吸収率アップ）

鉄は、動物性食品に多いヘム鉄と植物性食品に多い非ヘム鉄があり、ヘム鉄の吸収率は約30％、非ヘム鉄はわずか約5％です。非ヘム鉄の吸収率は、魚や肉などの動物性たんぱく質やビタミンC、クエン酸と一緒に摂ることで高めることができます。

第2章・栄養を効率よく摂るために

レモンなどの柑橘類は、ビタミンCとクエン酸を両方含むため、鉄の吸収率アップに重宝します。

◆ 鉄を多く含む食材
干しえび、干しひじき　など

✕ 鉄＋食物繊維、タンニンなど

食物繊維のなかでも、きくらげや干ししいたけ、大豆などに含まれる不溶性食物繊維と、緑茶や赤ワインなどに含まれるタンニンは、鉄の吸収を阻害します。

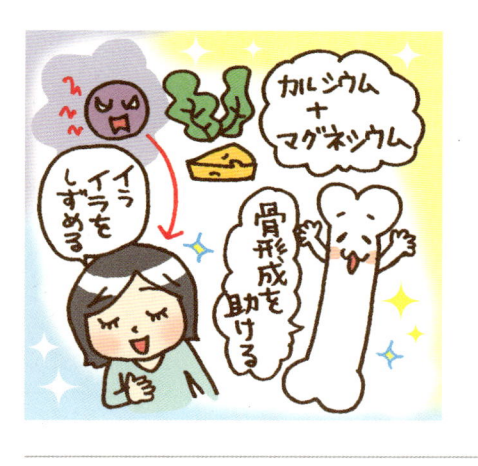

＊ カルシウム＋マグネシウム（骨形成補助）

一緒に摂ることで、骨の形成を助けたり、イライラをしずめるなどの相乗効果を発揮します。ただし、カルシウムを摂りすぎるとマグネシウムの吸収を阻害しますので、バランスが大切。ひじきやわかめなどの海藻類、ごま、切干大根は、どちらの成分も多く含まれる優秀な食材です。

＊ ナトリウム＋カリウム（むくみ防止）

ナトリウムは、おもに食塩で摂取され、摂りすぎると高血圧やむくみの原因になります。カリウムと一緒に摂ると、余分なナトリウムを体外に排出しやすくします。

◆ カリウムを多く含む食材
大豆やあずきなどの豆類、昆布やわかめなどの海藻類、ほうれん草、さといも　など

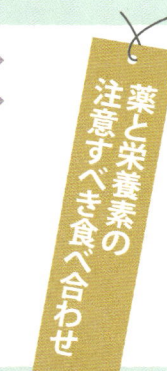

薬と栄養素の注意すべき食べ合わせ

✕ 納豆＋ワーファリン

ワーファリンは、血液を固まりにくくして、心筋梗塞や脳梗塞を予防する薬。納豆菌には血液の凝固性のあるビタミンKを作る働きがあり、ワーファリンの効果を弱めてしまいます。

✕ グレープフルーツ＋降圧剤、脂質異常症薬

グレープフルーツのフラノクマリンという成分が、降圧剤や脂質異常症薬に含まれるカルシウム拮抗薬や脂質異常症薬の代謝を高め、薬の効果を必要以上に高くしてしまいます。

栄養素を生かす調理法

＊ 水溶性ビタミン

ビタミンB_1・B_2・C、葉酸などの水溶性ビタミンは、水に溶けやすい性質をもっています。そのため水溶性ビタミンを含む食材は、切り口が多いほど水に溶け出る量が増えるので、洗ってから切りましょう。洗うときは長時間水につけっぱなしにしないことが基本です（49ページ図1）。

ゆでるときも、必要以上にゆですぎないようにしましょう（49ページ図2、3）。アクが少ない野菜の場合は、蒸す、または電子レンジで加熱したほうが損失を抑えられます。

とくにビタミンCは水に溶けやすいうえ、熱にも弱いので、調理方法に注意が必要です。

また、ビタミンCは食材によって損失率が変わります。

ほうれん草、キャベツ、白菜などの葉物野菜は加熱による損失が大きいのですが、じゃがいももビタミンCがでんぷんに守られているため、加熱調理による損失が少ないという特徴があります。

◆ **ビタミンB_1を多く含む食材**
小麦胚芽、豚肉、ごま、グリンピース、空豆、枝豆、にんにく　など

◆ **ビタミンB_2を多く含む食材**
ひじき、しめじ、まいたけ、モロヘイヤ、青じそ　など

◆ **ビタミンCを多く含む食材**
にがうり（ゴーヤ）、なすのからし漬け、なばな、ブロッコリー　など

＊ 脂溶性ビタミン

ビタミンA・D・E・Kの脂溶性ビタミンは、熱に強いため加熱しても損失は少ないのが特徴です。また、脂質に溶ける性質があるため、油で炒める、油を含むドレッシングで和えるなど油を使ったメニューにすると、吸収率を高めることができます。

◆ **ビタミンAを多く含む食材**
鶏レバー、豚レバー、春菊　など

水溶性ビタミンを含む食材の調理のポイント

生野菜として食べるときは、少量のレモン汁か酢を加えておくと、ビタミンCの損失を遅らせることができます。ぜひ実践してみてくださいね。

第2章・栄養を効率よく摂るために

図1 野菜を生で5分間水にさらしたときのビタミンC残存率

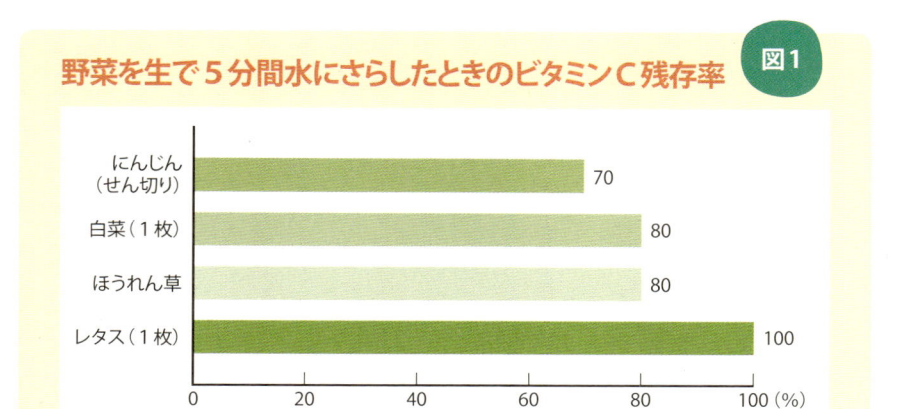

- にんじん（せん切り）: 70
- 白菜（1枚）: 80
- ほうれん草: 80
- レタス（1枚）: 100

（％）

図2 ほうれん草のゆで時間によるビタミンC残存率

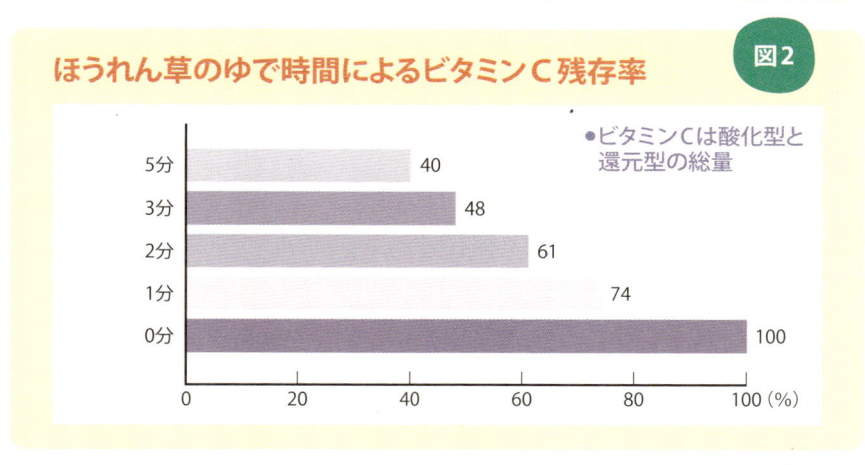

●ビタミンCは酸化型と還元型の総量

- 5分: 40
- 3分: 48
- 2分: 61
- 1分: 74
- 0分: 100

（％）

図3 ほうれん草を3分間ゆでたときの栄養素別残存率

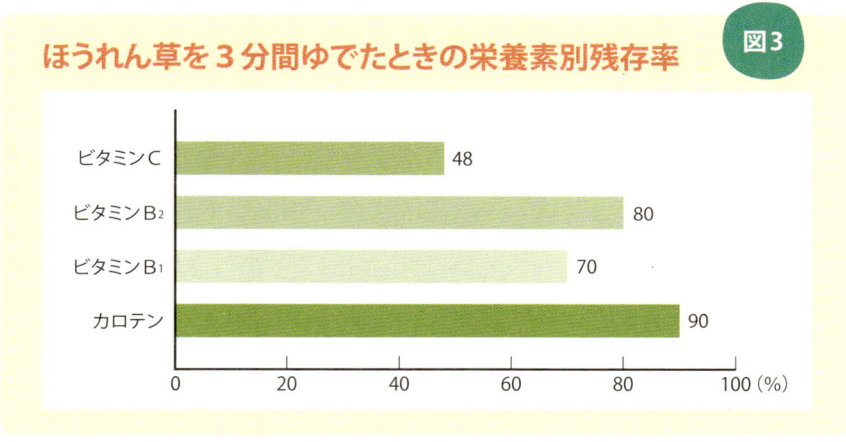

- ビタミンC: 48
- ビタミンB₂: 80
- ビタミンB₁: 70
- カロテン: 90

（％）

※出典:『調理のためのベーシックデータ　第4版』（女子栄養大学出版部）より

◆ ビタミンDを多く含む食材

あんこうのきも、鮭 など

◆ ビタミンEを多く含む食材

よもぎ、唐辛子、にじます、落花生 など

◆ ビタミンKを多く含む食材

モロヘイヤ、つるむらさき、豆苗、おかひじき など

※ カリウム

カリウムは、体内の余分な塩分を体外に排出して血圧を安定させますが、水に溶けやすい性質があります。損失を防ぐには、洗うときに長い時間水の中に放置するのは避け、ゆでるときは必要以上時間をかけないこと。ゆでるよりも、蒸す、または電子レンジで加熱するなど調理法を工夫しましょう。

ただし、腎機能が低下するなどで、カリウム制限が必要な場合は、ゆでることで、カリウムの量を減らすことができるので覚えておきましょう。

◆ カリウムを多く含む食材

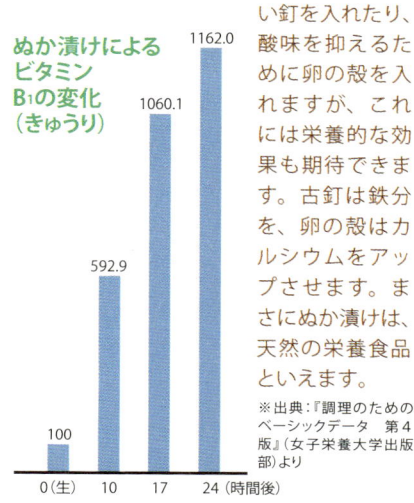

アボカド、パセリ、モロヘイヤ など

※ イオウ化合物

イオウ化合物は、にんにくやねぎなどの臭い成分や、大根やかぶの辛味成分に含まれる硫化アリルやイソチオシアネートのことです。注目の抗菌作用や抗がん作用は、生の状態で細かく刻み、しばらく空気に触れさせると効果が発揮されます。

ただし、水に溶けやすい性質があります。ねぎや玉ねぎの臭みをとるため

ぬか漬けでビタミンB群を補充

ぬかは、玄米を白米に精米したときに残った果皮や胚芽で、ビタミンB群やE、ミネラルなどが豊富に含まれています。このぬかを、乳酸菌や酵母で発酵させたのがぬか床です。

ここに野菜を漬けておくと、ぬか床に溶け込んだビタミンB_1をはじめとする栄養成分が野菜に浸透します。ただし、漬けすぎると塩分量も増えるので、半日から1日ほどでぬか床から出すようにしましょう。

ぬか床には、なすの変色を防ぐために古い釘を入れたり、酸味を抑えるために卵の殻を入れますが、これには栄養的な効果も期待できます。古釘は鉄分を、卵の殻はカルシウムをアップさせます。まさにぬか漬けは、天然の栄養食品といえます。

ぬか漬けによるビタミンB_1の変化（きゅうり）

時間後	値
0（生）	100
10	592.9
17	1060.1
24	1162.0

※出典：『調理のためのベーシックデータ 第4版』(女子栄養大学出版部)より

第2章・栄養を効率よく摂るために

に水にさらすときは、短時間に留めましょう。

◆ **硫化アリルを多く含む食材**
玉ねぎ、にら、らっきょう、あさつき など

◆ **イソチオシアネートを多く含む食材**
大根、からし菜、キャベツ、小松菜、かぶ、ラディッシュ、白菜 など

＊ **アミラーゼ**

アミラーゼは、消化酵素で、ジアスターゼともいいます。でんぷんの消化を助けて、胃腸を整える効果があります。

ただし、熱に弱く、酸化しやすい性質があるので、効率よく摂取するためには、生のままの摂取がおすすめです。すりおろしたり刻んだりしたあとは、時間を置かずに早めに食べきるようにしましょう。

◆ **アミラーゼを多く含む食材**
大根、かぶ、山いも など

部位によって異なる野菜の栄養価

野菜の皮や皮のすぐ下には、食物繊維やビタミンCが豊富に含まれています。色の濃いにんじんなどには、ポリフェノールも充実。皮をむくときは、できるだけ薄くむくか、よく洗って皮ごと利用しましょう。

大根やかぶの葉には、緑黄色野菜なみの栄養が詰まっています。葉つきのものを購入したら葉は捨てずに食べるようにしましょう。

かぶ
全体平均ビタミンC
根 19mg　葉 82mg
緑葉 171mg
内部 17mg
皮 25mg

大根
内部 11mg
皮 12mg
緑葉 112mg
全体平均ビタミンC
根 12mg　葉 53mg

にんじん
緑葉 80mg
皮 5mg
内部 4mg
全体平均ビタミンC
根 4mg　葉 22mg

※出典：『調理のためのベーシックデータ 第4版』(女子栄養大学出版部)より

体内時計に合わせて効率よく栄養摂取

※ 朝食で内臓の働きをリセット

日本で1日3食が定着したのは、江戸時代以降。ロウソクが普及して起きている時間が長くなり、それまでの1日2食では足りなくなったためといわれています。

最近は**時間栄養学**の面から、現代の生活では1日3食が重要であることが明らかになってきています。

時間栄養学とは、体内時計に合わせて食事の摂り方や摂る時間を研究して提唱している学問のことです。それによると、体内時計は時計遺伝子として体の中に組み込まれ、25時間周期の生体リズムを1日24時間のリズムに合わせて、体を調整しているといいます。平常時の体温をみても、24時間周期で変化していることがわかります（図1）。

体内時計は、朝起きたときにリセットされます。脳は朝日を浴びるとリセットされ、1日の時間を刻んでいきます。時差ぼけで、体内時計が狂ったときに、朝日を浴びるとよいといわれるのはそのためです。

一方、内臓の体内時計は朝食によってリセットされます。このとき必要な栄養素は**炭水化物とたんぱく質**で、起きてから2時間以内に摂らなければ、内臓のリズムが狂ってしまいます。朝食抜きは避けましょう。

朝食を摂り、内臓が働き出すと、体内のエネルギー代謝がスタートし、それにともない体温も上昇します。胃腸が刺激されることで排便も促され、体のリズムが整っていきます。

ところが、十分な朝食が摂られないと、脳は飢餓状態と勘違いして、脂肪の合成を促します。朝食を抜くと太りやすくなるのはこのためです。

※ 1日3食はダイエット効果も

では、朝食さえ摂っておけば、昼食

図1 1日の体温リズム（例）

体温（℃）

（グラフ：平均値36.5℃を示す破線と、0時から24時までの体温変化を示す曲線。体温は朝方に最低となり、16時頃に最高の約36.8℃に達する）

（時刻）0　4　8　12　16　20　24

は抜いてもよいのかというと、そうではありません。食事回数を減らすと、空腹の時間が長くなり、やはり脂肪の合成が活発化して太りやすくなるのです。しかも1回に食べられる量には限界があるので、3食が2食や1食に減ると、1日に必要な栄養素が補えなくなります。肥満予防の面からも、バランスのよい栄養摂取の面からも、1日3食は理にかなっているのです。

※ **夕食は寝る3〜4時間前に**

肥満予防の面からは、夕食の時間も注意が必要です。

図1の体温の変化をみてもわかるように、体温は13〜15時をピークに下がっていき、エネルギー代謝も低下していきます。代謝が低下しているときに食べると、脂肪は蓄積されやすくなりますから、夕食は、**寝る3〜4時間前まで**には済ませましょう。0時に寝る人であれば、21時までに食べ終える

のが理想です。

寝る直前の食事は、本来休むべき内臓が休まらず、内臓にも負担がかかります。

どうしても夕食と寝る時間の間が短くなる場合は、脂肪の多い食事は避け、できるだけ軽く済ませましょう。アルコールも控えめに。

20歳代、30歳代に多い朝食抜き傾向

平成21年国民健康・栄養調査結果によると、習慣的に朝食をほとんど食べない人の割合は、男女とも20歳代と30歳代で多くなっています。

女性のほうが、食べない人の割合は少ないものの、平成17年の調査より増えています。ダイエットで理想的な体型を目指すのであればなおさら、朝食抜きのマイナス面を正しく知る必要があるといえます。

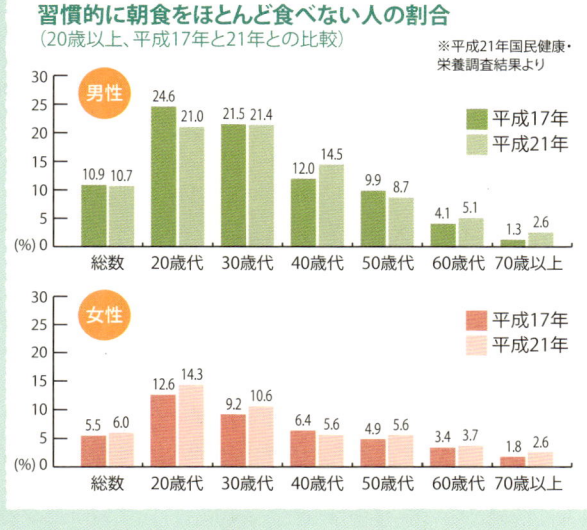

習慣的に朝食をほとんど食べない人の割合
(20歳以上、平成17年と21年との比較)

※平成21年国民健康・栄養調査結果より

男性

	総数	20歳代	30歳代	40歳代	50歳代	60歳代	70歳以上
平成17年	10.9	24.6	21.5	12.0	9.9	4.1	1.3
平成21年	10.7	21.0	21.4	14.5	8.7	5.1	2.6

女性

	総数	20歳代	30歳代	40歳代	50歳代	60歳代	70歳以上
平成17年	5.5	12.6	9.2	6.4	4.9	3.4	1.8
平成21年	6.0	14.3	10.6	5.6	5.6	3.7	2.6

食材の選び方と保存方法

魚介類

※ 魚介類の選び方

魚介類は良質なたんぱく質が豊富で、1日に1回は食べたい食材です。旬の時期は全体的に栄養成分が充実します。漁獲量も多く値段も安いのがうれしいところです。

魚は大きく分けて、たい、ひらめなどの**白身魚**と、まぐろ、かつお、さんまなどの**赤身魚**があります。赤身魚は皮の色から青背魚と呼ばれることもあります。移動距離が長く、赤身部分にはたんぱく質や鉄が白身魚より多く含まれています。とくに血合いの部分はビタミンDや鉄が多いのが特徴です。DHA（ドコサヘキサエン酸）や血液サラサラ効果のあるEPA（エイコサペンタエン酸）は、とくにまぐろ、いわし、ぶりに多く含まれています。

貧血を予防し、肝機能を強化するタウリン補給には、いか、たこ、ホタテ貝が効果的です。

※ 魚介類の保存方法

鮮度がよいほど栄養分が多いので、購入したら、早めに食べきりましょう。冷蔵保存するときは、はらわたを取り除いて水洗いをし、大きめの魚は2～3枚におろします。その後キッチンペーパーで水分をしっかり吸い取り、新しいキッチンペーパーで覆い、さらにラップに包んでおきます（保存目安2～3日）。

部位別のたんぱく質・脂質の量　表1

部位	牛肉／たんぱく質	牛肉／脂質	豚肉／たんぱく質	豚肉／脂質	鶏肉／たんぱく質	鶏肉／脂質
かたロース	16.5	25.2	17.8	16		
リブロース	15	33.4				
サーロイン	18.4	20.2				
ヒレ(赤身)	21.3	9.8	22.8	1.9		
もも	20.5	9.9	21.5	6	18.8	3.9
かたロース(豚)			17.8	16		
ロース			21.1	11.9		
ばら(脂身つき)			14.2	34.6		
手羽(皮つき)					17.5	14.6
むね					22.3	1.5
ささ身					23	0.8
皮(もも)					6.6	51.6

100g中(g)

肉類

❋ 肉類の選び方

肉類は、動物性たんぱく質と脂質が主成分ですが、同じ種類の肉でも、部位によって成分が異なります（54ページ表1）。ダイエットをしているときは、高たんぱくで低脂肪の牛・豚肉のヒレ肉、鶏肉ならむね肉やささ身を選びましょう。

肉の中でも、牛肉は鉄や亜鉛などの補給に向いています。豚肉は、疲労回復ビタミンと呼ばれるビタミンB_1が豊富で、疲れがたまったときにオススメです。鶏肉は、ほかの肉類に比べて消化吸収がよいので、胃腸の調子がよくないときにも、たんぱく質の補給源として重宝します。

レバーは、いずれもビタミンAやB群、鉄が豊富です。調理を工夫して上手にとり入れましょう。

❋ 肉類の保存方法

肉は、空気に触れるほど酸化が進み、雑菌も繁殖しやすくなるため、保存するときはできるだけ**空気に触れないようにするのがポイント**です。

冷蔵するときは、消費期限内に使いきりましょう。冷凍するときは、1回に使いきる分量ごとに小分けにして、ラップで包んでからアルミトレイに載せて急速冷凍するのがオススメです。その後、ジッパー付き保存袋などに入れて冷凍室で保存します（保存目安2週間）。

冷凍保存するときは、下処理のあと、キッチンペーパーでしっかり水分を吸い取り、ラップをしてアルミトレイに載せて急速冷凍。その後、ジッパー付き保存袋などに入れて冷凍室で保存します（保存目安2週間）。

解凍するときは、冷蔵室で自然解凍か半解凍して調理します。煮るときは、冷凍したまま使います。

表2

穀類の種類別栄養成分量

		ビタミンB_1	ナイアシン	ビタミンB_6	鉄	マグネシウム	カリウム
米	玄米	0.41	6.3	0.45	2.1	110	230
	五分つき米	0.3	3.5	0.28	1.5	64	150
	精白米	0.08	1.2	0.12	0.8	23	88
小麦粉	薄力粉（1等）	0.13	0.7	0.03	0.6	12	120
	全粒粉	0.34	5.7	0.33	3.1	140	330

100g中(mg)

〜3週間)。ひき肉は空気に触れる面が大きい分傷みやすいので、調理してから冷凍保存しましょう。解凍するときは、冷蔵室で自然解凍か半解凍して調理します。薄切りやこま切れ肉の場合は、凍ったままでも調理可能です。

穀類

※ 穀類の選び方

米や小麦粉は精白や精製して白くなるほど、栄養分が減少します。栄養面を考えるなら、**米は玄米、小麦粉は全粒粉**を選びましょう(55ページ表2)。ただし、玄米は消化に時間がかかるため、胃腸が弱い人は、七分づきや五分づきのほうがオススメです。

※ 穀類の保存法

米は高温多湿の場所は避け、酸化しないようにできるだけ空気に触れさせずに保存します。できれば買ってきたらすぐ、米を袋から出し、小分けして冷蔵室か野菜室に保存しておくと、劣化を防ぐことができます。小麦粉は、密閉できる容器に入れて、湿気の少ない涼しい場所に保管します。

野菜

※ 野菜の選び方

野菜は、**旬の時期が最も栄養価が高くなります**(57ページ表1)。値段も安くなるので、旬を覚えて野菜選びに役立てください。野菜の中には、部位により栄養素の量が大きく違うものがあります。とくに大根や長ねぎは違いが大きいので上手に使い分けましょう(図1)。

かぶや大根など根菜類は皮や皮のすぐ下、キャベツや白菜など葉物類は、色の濃い葉のほうにビタミンCが豊富に含まれています。

図1 野菜の部位による栄養素量の違い

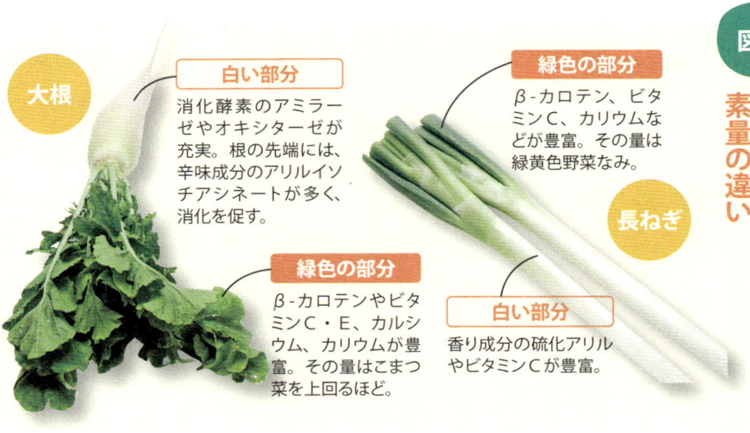

大根

白い部分
消化酵素のアミラーゼやオキシターゼが充実。根の先端には、辛味成分のアリルイソチアシネートが多く、消化を促す。

緑色の部分
β-カロテンやビタミンC・E、カルシウム、カリウムが豊富。その量はこまつ菜を上回るほど。

長ねぎ

緑色の部分
β-カロテン、ビタミンC、カリウムなどが豊富。その量は緑黄色野菜なみ。

白い部分
香り成分の硫化アリルやビタミンCが豊富。

※ 野菜の保存法

ほとんどの野菜は、冷蔵庫に入れて保存することで、栄養素の損失を減らすことができます。ただし、じゃがいも、さつまいも、バナナなどは、常温での保存がオススメです。

ビタミンCは、酸素により酸化し、保存中に変化しやすいので注意が必要です。種類によって変化の度合いは異なり、とくにほうれん草のビタミンCは損失が大きいので、早めに使いきりましょう（表2）。

保存方法は、その野菜が育った環境に合わせて保存すると、比較的長持ちします。立って育つアスパラガスや葉物野菜は、ぬらした新聞紙に包み、保存袋に入れてから、冷蔵室の中で立てて保存します。土の中で育つ大根やにんじんなどの野菜は、新聞紙に包んで冷蔵室や涼しい場所で保存します。泥付きのままのほうが、より長持ちします。

表1 冬が旬のほうれん草のビタミンC比較

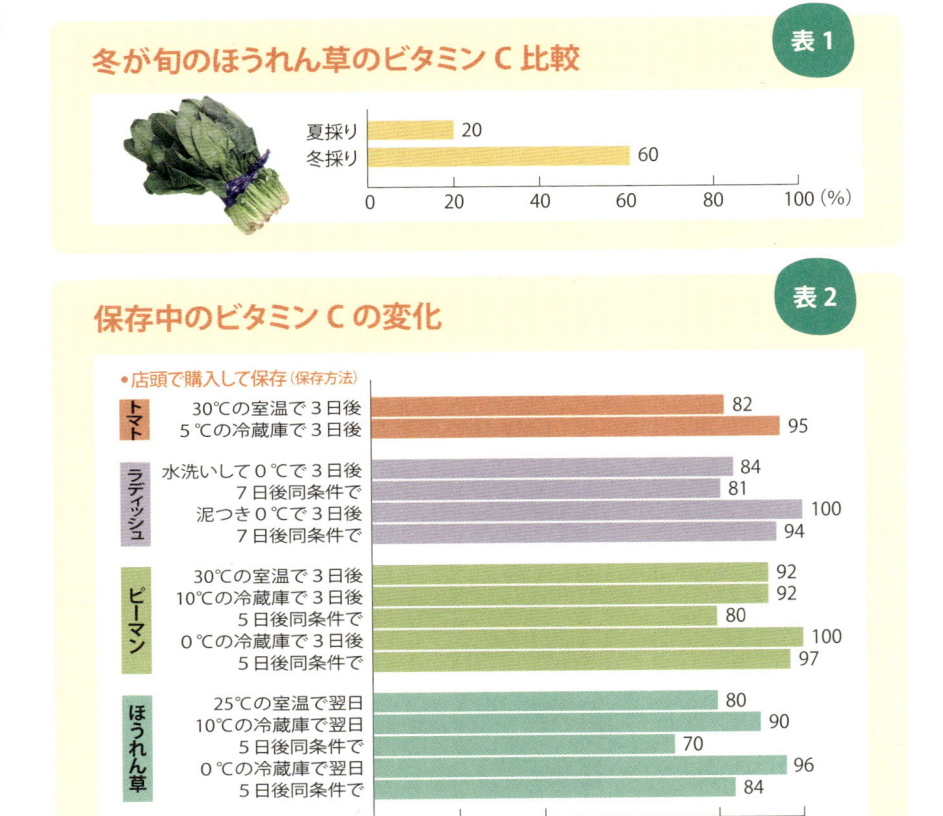

- 夏採り: 20
- 冬採り: 60

（単位：%）

表2 保存中のビタミンCの変化

● 店頭で購入して保存（保存方法）

トマト
- 30℃の室温で3日後: 82
- 5℃の冷蔵庫で3日後: 95

ラディッシュ
- 水洗いして0℃で3日後: 84
- 7日後同条件で: 81
- 泥つき0℃で3日後: 100
- 7日後同条件で: 94

ピーマン
- 30℃の室温で3日後: 92
- 10℃の冷蔵庫で3日後: 92
- 5日後同条件で: 80
- 0℃の冷蔵庫で3日後: 100
- 5日後同条件で: 97

ほうれん草
- 25℃の室温で翌日: 80
- 10℃の冷蔵庫で翌日: 90
- 5日後同条件で: 70
- 0℃の冷蔵庫で翌日: 96
- 5日後同条件で: 84

（単位：%）

※出典：『調理のためのベーシックデータ 第4版』（女子栄養大学出版部）より

もっと栄養学 Column ❷
サプリメントの上手な利用法

食品に分類されるサプリメント

　サプリメントとは、不足しがちなビタミンやミネラルを補う栄養補助食品のこと。おもに病気の人を対象とした医薬品に対し、健康な人を対象としたサプリメントは、食品として扱われています。当然それぞれの表示や取り扱い基準は大きく異なります。
　医薬品はきちんとした研究データ（エビデンス）があり、効果・効能の表示が可能で、1日の摂取量も明らかです。一方、食品に分類されるサプリメントにはエビデンスがないものが多いため、効果・効能の表示はできず、摂取量は目安量が表記されているのみです。

基本はあくまでも食事で

　ただし最近では、サプリメントを食事の代わりに利用する人が急増しています。過剰摂取や商品の不当表示などさまざまな問題が起こったことから、科学的な安全性や有効性が確認された商品には、「特定保健用食品」または「栄養機能食品」の表示が許可されることになっています（保健機能食品制度）。
　基準が厳しいのは「特定保健用食品」のほうで、国が商品ごとに審査をしています。許可されると、保健機能の表示が可能となります。「栄養機能食品」は審査の必要はなく、書類申請のみです。申請が通ると、栄養成分と機能の表示が可能となります（※）。表示の意味をよく理解して、サプリメントを購入する際の参考にしてください。
　とはいえ、サプリメントはあくまでも補助食品です。栄養はあくまでも食事で摂ることを心がけ、どうしても不足しがちな栄養素だけ、目安量を守って利用するようにしましょう。

※ 現在、栄養機能食品として表示ができるのは、ビタミン12種類（ビタミンA・B_1・B_2・B_6・B_{12}・C・D・E、ナイアシン、パントテン酸、ビオチン、葉酸）とミネラル5種類（カルシウム、亜鉛、銅、マグネシウム、鉄）のみです。

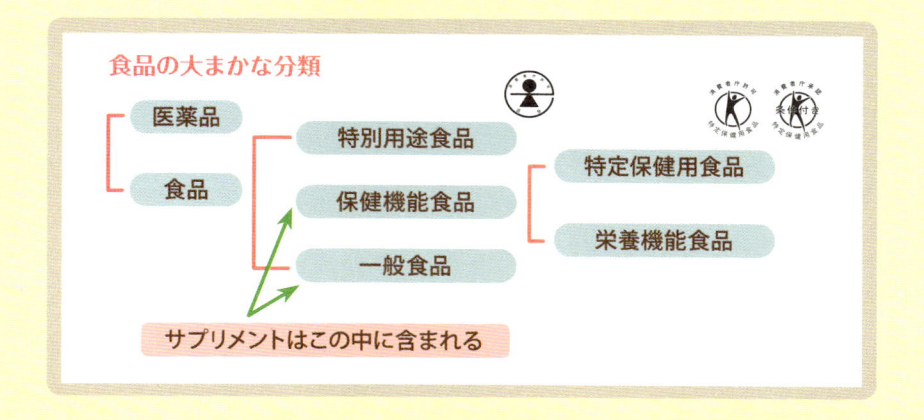

食品の大まかな分類

- 医薬品
- 食品
  - 特別用途食品
  - 保健機能食品
    - 特定保健用食品
    - 栄養機能食品
  - 一般食品

サプリメントはこの中に含まれる

第3章

症状&体質改善の栄養レシピ

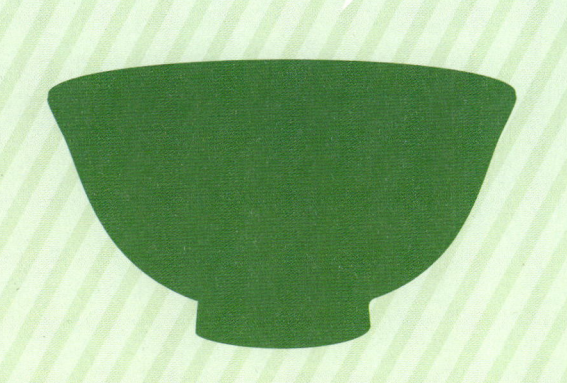

森崎先生のレシピで体質改善

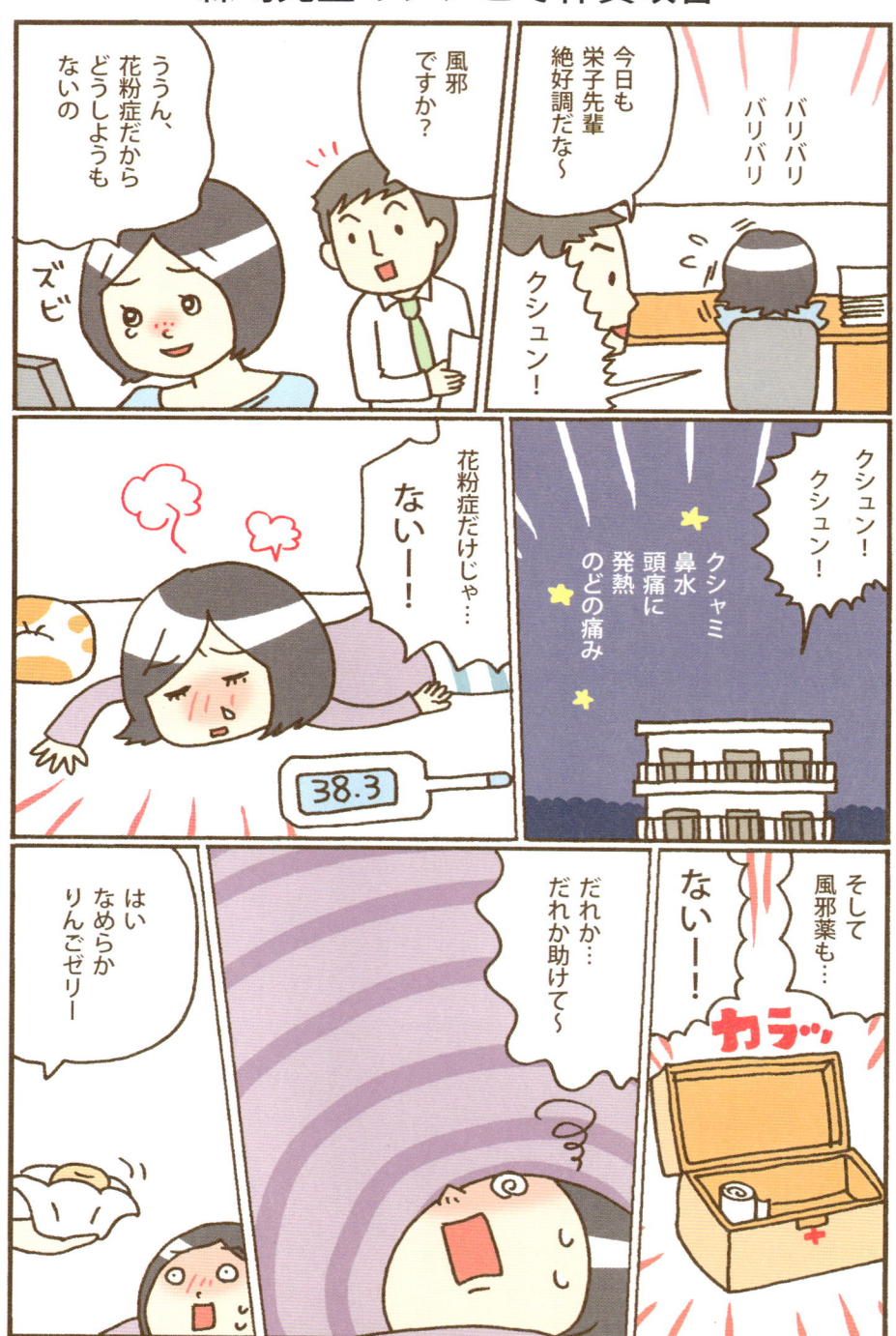

森崎先生…!

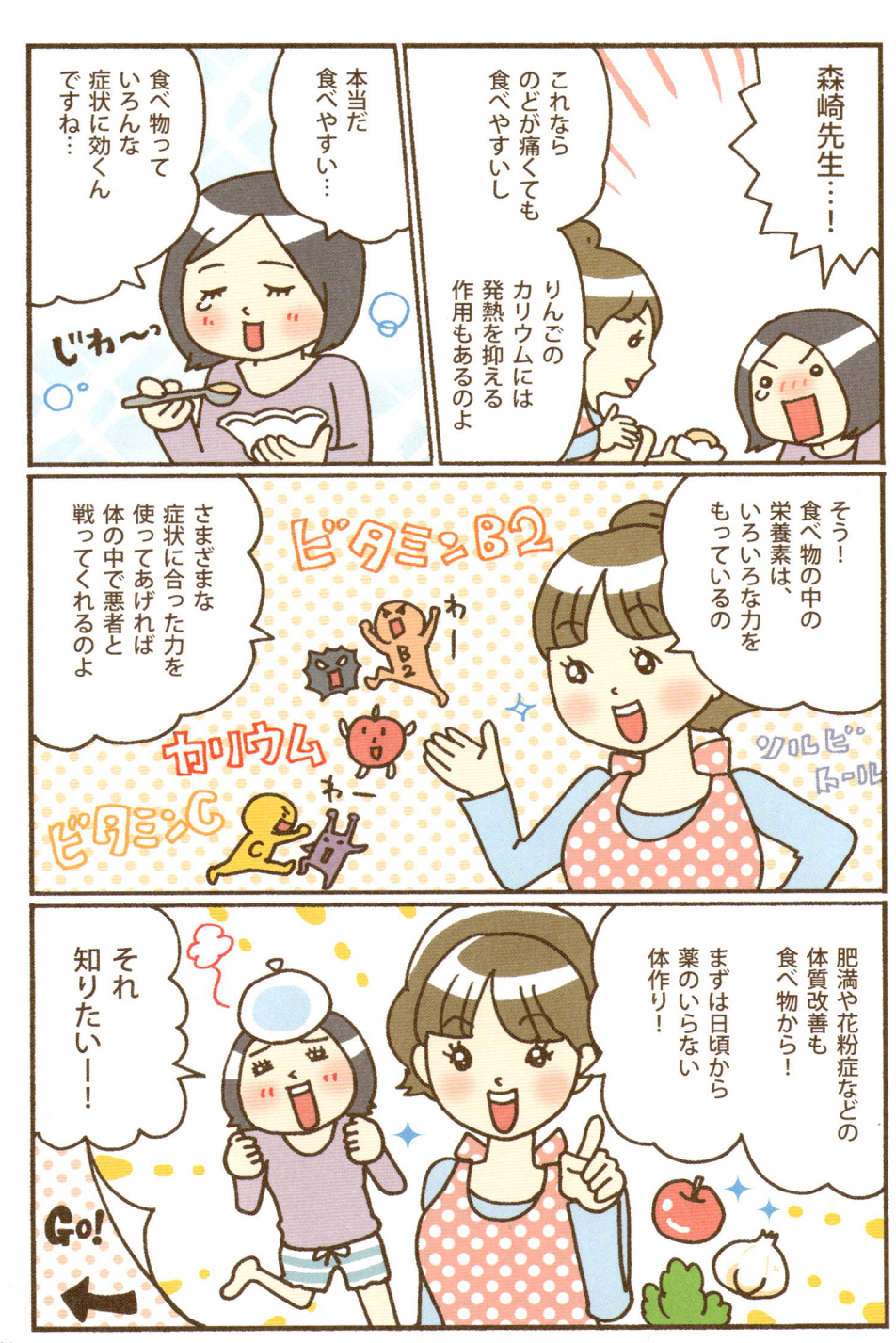

これならのどが痛くても食べやすいし

りんごのカリウムには発熱を抑える作用もあるのよ

本当だ食べやすい…

食べ物っていろんな症状に効くんですね…

そう!食べ物の中の栄養素は、いろいろな力をもっているの

さまざまな症状に合った力を使ってあげれば体の中で悪者と戦ってくれるのよ

ビタミンB2
カリウム
ビタミンC
ソルビトール

肥満や花粉症などの体質改善も食べ物から!
まずは日頃から薬のいらない体作り!

それ知りたい—!!

Go!

風邪

エネルギーとビタミンC摂取でウイルスや細菌を撃退

症状

おもに、ウイルスや細菌の感染により発症します。鼻水やせきなど呼吸器系に不快な症状が現れるほか、発熱、頭痛、倦怠感などを伴うことがあります。症状が重いときは、早めに医師の診断を受けてください。

栄養対策

風邪は、引き始めにしっかりケアすることが大切です。体内に侵入したウイルスや細菌に対抗するため、エネルギー源となるたんぱく質や炭水化物で抵抗力をつけ、ビタミンCや硫化アリルで免疫力をアップします。鼻水やせきには、鼻の粘膜を強化するビタミンAが効果的です。胃腸の働きが低下して食欲がないときは、おかゆやスープなど、消化のよいメニューを選びましょう。発熱や下痢を伴うときは、水分補給をしましょう。

効果的な食材

生姜

辛味成分のジンゲロールは、体を温め、発汗を促すことで、熱を下げて治癒を早めます。抗炎症作用もあり、鼻水やのどの痛みも改善。細かくするほど効果的なので、みじん切りやすりおろして使うのがオススメ。

ねぎ

ねぎ類の独特な香りは、硫化アリルという成分によるもの。免疫力を高めて体の回復を助けます。白い部分に多く含まれますが、長く水にさらすと薬効が減少してしまうので、水につけるときは短めに。

いちご

いちごにはみかんの約2倍の豊富なビタミンCが含まれています。風邪の治療だけでなく予防にも活躍。粘膜を強化する働きもあるため、たっぷり摂れば、呼吸器系の不快な症状の改善にも役立ちます。

その他

良質なたんぱく質を含む卵で作った卵酒は、体を芯から温め、風邪の引き始めにオススメ。大根は、消化を助ける酵素が多く、胃に負担をかけずにビタミンCをしっかり補給できます。

第3章・症状&体質改善の栄養レシピ

ねぎ味噌にぎり

材料（2人分・4個分）

- A
  - 長ねぎ……………… 1/4本
  - 味噌………………… 大さじ1
  - みりん・砂糖 ……… 各大さじ1/2
  - しょうゆ…………… 小さじ1
  - かつお節…………… 適量
- ごはん………………… 丼2杯分
- 塩・ごま油…………… 各少々

作り方

① Aの長ねぎはみじん切りにする。
② 手にごま油と塩をつけて三角形のおにぎりを握る。
③ 混ぜ合わせたAを②の上に塗り、トースターで焼き色がつくまで焼く。①の長ねぎの緑の部分をのせる。

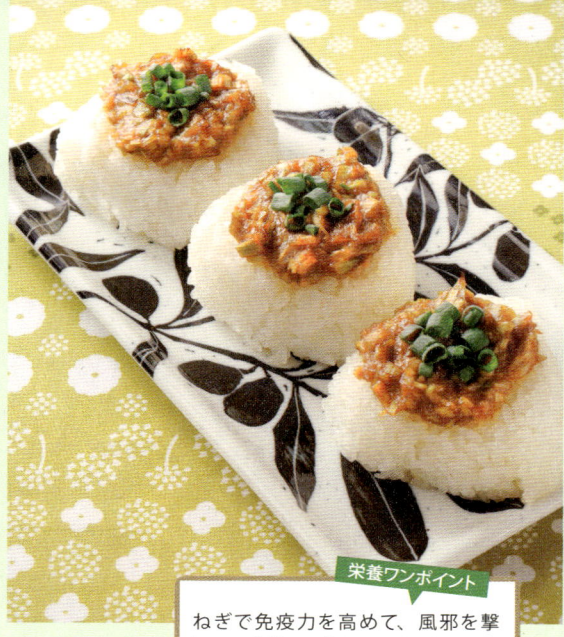

栄養ワンポイント
ねぎで免疫力を高めて、風邪を撃退！ 味噌は、焼くことで旨味アップ。

自家製ジンジャーエール

材料（作りやすい分量）

- 生姜…………………… 250g
- 唐辛子………………… 1本
- A
  - 黒糖・水…………… 各200g
  - スティックシナモン… 3本
  - クローブ…………… 5粒
- レモン汁……………… 大さじ2
- 湯または炭酸水……… 適量

作り方

① 生姜は皮付きのまま半分は薄切りに、残りはすりおろす。鷹の爪は半分にちぎって種を出す。
② 鍋に①、Aを入れ、弱火で20分加熱する。
③ レモン汁を加えてあら熱をとり、ザルでこして煮沸消毒したビンに入れる。②の薄切りにした生姜は捨てずにビンに入れる。
④ 4倍の湯や炭酸水で割って飲む。

栄養ワンポイント
たっぷりの生姜が体の中からしっかり温め、鼻水やのどの痛み、悪寒を緩和します。

いちごムース

材料（2個分）

- A
  - いちご……………… 約12個（200g）
  - 砂糖………………… 80g
  - レモン汁…………… 大さじ1
- 粉ゼラチン…………… 5g
- 水……………………… 大さじ2
- 生クリーム…………… 1カップ
- 飾り用いちご・粉糖 …… 各適量

作り方

① 粉ゼラチンを水にふり入れ、ふやかす。
② ミキサーにAを入れて撹拌してピュレを作る。このとき、ピュレ大さじ4を別にしてとっておく。
③ ①のゼラチンを電子レンジ（600W）で30秒加熱して溶かし、②のミキサーに入れて再度撹拌する。
④ ボウルに生クリームを入れて7分立てにする。
⑤ ④に③を合わせてゴムベラで混ぜ、グラスに注ぎ冷蔵室で1〜2時間冷やしかためる。②のとっておいたピュレをかけ、いちごを飾り、粉糖を茶こしでふる。

発熱

失われた水分は、ビタミン、ミネラルとともにしっかり補給

症状

発熱は、体温が平熱（一般的には36・5度前後）より高くなった状態です。原因は、ウイルスや細菌の感染によることが多く、風邪やインフルエンザの場合はくしゃみ、せき、関節痛や悪寒、食中毒の場合は吐き気や下痢などを伴います。重大な病気が原因の場合もあるため、まずは医療機関を訪れ、原因を特定しましょう。

栄養対策

熱が出ると、体の代謝が盛んになり、いつもより多くのエネルギーや水分が必要となります。ただし、発熱したときは胃腸も弱っていることが多いため、エネルギー源となる炭水化物は、おかゆやうどんなど消化のよいもので補います。たんぱく質は、胃への負担が少ない卵や牛乳を使った料理にするなど、工夫を。脂質は、胃腸に負担がかかるので控えましょう。水分補給には、体内への吸収が速いスポーツドリンクや、ビタミンやミネラルを同時に補える果物や野菜のジュースがオススメです。

効果的な食材

りんご

りんご酸には消炎作用があり、発熱の原因となる呼吸器などの炎症を抑えます。また、クエン酸やビタミンCとともに、発熱による疲れを癒す効果も。豊富なペクチンは、弱った粘膜を保護して、腸の調子を整えます。

にら

血液の循環をよくするビタミンEを豊富に含み、体を温めることで発汗を促し、熱を下げる働きをします。ビタミンA・B群・C・Kなども充実。発熱で失われたビタミンを補います。

玉ねぎ

玉ねぎには硫化アリルが多く含まれ、消炎・鎮静作用で発熱を改善します。胃の働きを活発にする作用もあり、疲労回復を助けてくれます。

その他

にんにくやねぎ類、玄米などに多いビタミンB_1は、解熱作用が高く、免疫力をアップする効果もあります。

なめらかりんごゼリー

材料（2人分）

- りんご……………………1/4個
- りんごジュース（果汁100%）
  ……………………3/4カップ
- 粉ゼラチン………………3g
- 水…………………………大さじ2
- 砂糖………………………大さじ2
- ミントの葉………………適量

作り方

1. 粉ゼラチンを水にふり入れてふやかす。
2. りんごはよく洗い、皮付きのままダイスカットにし、グラスに入れる。
3. 小鍋にりんごジュースを入れて火にかけ、砂糖を加えて溶かす。火を止めて①を加えて溶かす。
4. ③を②のグラスに流し入れる。冷蔵室で1～2時間冷やしてかため、ミントの葉を飾る。

栄養ワンポイント

皮のポリフェノールや皮の下に多いビタミンCとペクチンを無駄なく摂取。また、ダイスカットで食感アップ。

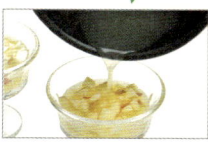

オニオングラタンスープ

材料（2人分）

- 玉ねぎ……………………大1個
- バター……………………大さじ2
- A ┌ 顆粒コンソメ………大さじ1
    └ 水…………………1 1/2カップ
- 塩・黒胡椒………………各少々
- フランスパン……………2切れ
- ピザ用チーズ……………大さじ4
- パセリのみじん切り……適量

作り方

1. 玉ねぎは薄切りにし、耐熱皿に入れてふんわりラップをし、電子レンジ（600W）で12分加熱する。
2. 鍋にバターを熱し、①を入れて10分ほど飴色になるまで炒める。
3. ②にAを加え5分煮る。塩、黒胡椒で味を調え耐熱容器に入れる。
4. ③にトーストしたフランスパン、ピザ用チーズの順にのせ、トースターでチーズに焦げ目がつくまで焼く。パセリのみじん切りをトッピングする。

栄養ワンポイント

玉ねぎの硫化アリルの消炎・鎮静作用で熱をしずめ、胃の働きを高めます。

頭痛

偏頭痛にはビタミンB₂やマグネシウム、緊張型頭痛にはビタミンEを

症状

一過性の頭痛は、大きく2つのタイプに分かれます。1つは脳の血管が拡張し、炎症することによって起こる偏頭痛。脈拍に合わせて痛み、ひどいときには吐き気やめまいを伴います。もう1つは、緊張型頭痛と呼ばれる、目の疲れや首や肩のこりからくるもの。頭が重く、締め付けられるように痛むのが特徴です。激痛、手足のしびれ、意識障害があるときは、脳出血など重篤な病気の可能性があります。すぐに専門医を受診しましょう。

栄養対策

偏頭痛の場合は、脳の血管を収縮させる働きのあるビタミンB₂やマグネシウムを含む食品を摂ります。コーヒーや紅茶のカフェインにも同様の効果があります。人によっては、チョコレートやワインなど特定の食べ物が原因のケースがあります。偏頭痛持ちの人は、どんなときに起こるのか自己観察をオススメします。緊張型頭痛の場合は、目の疲れをとるために、アントシアニンの多い食品を摂るとよいでしょう。また、首や肩のこりを緩和するために血液循環をよくするビタミンEを含む食品を摂り、ストレッチや入浴を習慣にしましょう。

効果的な食材

のり

血管の収縮を促す作用のあるマグネシウムを多く含み、血管が拡張して炎症が起こる偏頭痛の原因改善に効果的です。マグネシウムは、のり以外のわかめやひじきなど海藻類でも摂取できます。低カロリーでヘルシーな食材です。

舞茸

ビタミンB₂にも血管を収縮する作用があり、偏頭痛を和らげてくれます。舞茸は、乾物のほうがビタミンB₂は豊富です。

アーモンド

アーモンドに多いビタミンEには、血液の循環をよくする働きがあります。首や肩のこりが原因で起こりやすい緊張型頭痛にオススメの食材です。また、ビタミンB₂も豊富で、偏頭痛にも効果的です。

韓流のりスープ

材料（2人分）
- のり ……………………… 大判1枚
- しいたけ ………………… 3枚
- A ┌ 酒 …………………… 大さじ1
  │ 水 …………………… 2カップ
  └ 顆粒鶏ガラスープの素 … 小さじ2
- ごま油・炒りごま ………… 各小さじ1
- 塩 ………………………… 少々
- 万能ねぎの小口切り ……… 適量

作り方
1. しいたけは石突をとって薄切りにする。
2. 小鍋にA、①を入れて火にかけ、煮立ったら、のりをちぎって加える。
3. ②にごま油をたらし、塩で味を調える。器に入れ、万能ねぎの小口切り、炒りごまをトッピングする。

森崎先生のおいしいポイント
のりをたっぷり使い、マグネシウムで頭痛を和らげるとともに、スープに旨味をプラス。

マドレーヌ

材料（マドレーヌ型6個分）
- A ┌ 薄力粉・アーモンドプードル …各30g
  └ ベーキングパウダー ……………… 小さじ1/4
- サラダ油・小麦粉 ……………… 各適量
- 卵 ………………………………… 1個
- 砂糖 ……………………………… 大さじ2
- はちみつ ………………………… 大さじ1
- 塩 ………………………………… ひとつまみ
- レモンの皮のすりおろし ……… 小さじ2
- バター …………………………… 30g

作り方
1. 型にサラダ油を薄く塗り、冷蔵室で冷やし、茶こしで小麦粉を振り、余分な粉を落としておく。
2. ボウルに卵を割り入れ、泡立て器でよく溶き、砂糖、はちみつ、塩、レモンの皮を入れさらによく混ぜる。
3. ②にAをふるい入れゴムベラでサックリ混ぜる。
4. バターを耐熱容器に入れ、電子レンジ（600W）で約40秒加熱して溶かしバターを作り、③に加えて混ぜ合わせる。
5. ④の生地を①の型に入れ、気泡を抜くために台の上に軽く落とす。天板にのせ190℃に予熱したオーブンで約10分焼く。

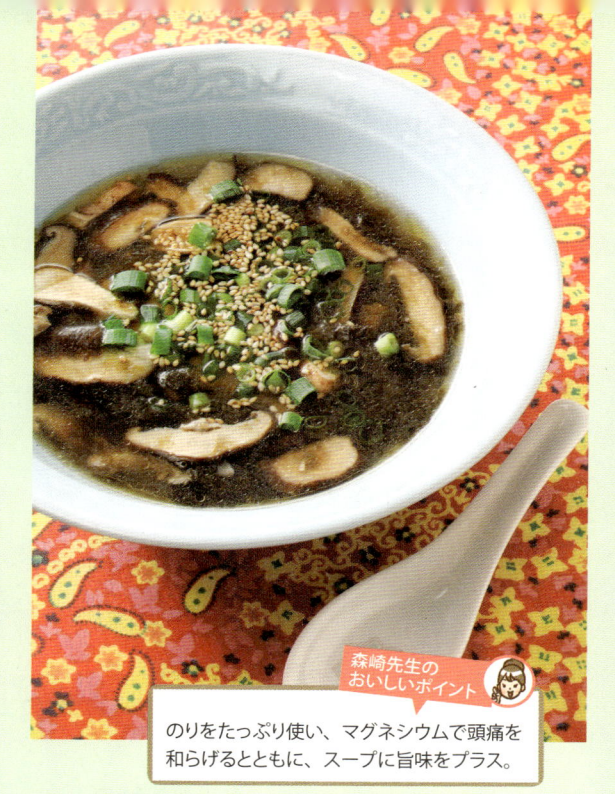

舞茸としその天ぷら

材料（2人分）
- 舞茸 ……………………… 1パック（100g）
- 青じそ（大葉）…………… 4枚
- A ┌ 小麦粉・冷水 ………… 各100g
  └ ベーキングパウダー … 小さじ1/2
- 小麦粉・塩・くし型切りのレモン・揚げ油 …………………… 各適量

作り方
1. 舞茸は1個を4つに手でさいて小麦粉を薄くつける。しそも水気を拭き、小麦粉を薄くつける。
2. ボウルにAを入れて菜箸で軽く混ぜ合わせて衣を作る。
3. 舞茸に②をつけ、170℃に熱した揚げ油に入れカラッと揚げる。青じそは裏面に②をつけ、つけた側を下にして油に入れ、揚げる。油をきって全体に塩をふり、器に盛る。くし型切りのレモンを添える。

第3章・症状&体質改善の栄養レシピ

口内炎

栄養バランスを整え、ビタミンB群やA・Cを補給して粘膜を再生

症状

唇や口の中の粘膜に炎症が起き、口唇の裏側に痛みを伴った白い斑点ができることを総称して、口内炎と呼びます。ビタミン不足や免疫力の低下で起こりやすくなります。

栄養対策

口内炎は、口の中をかんでしまったときや、火傷をしたとき、虫菌などでもできますが、どれにも心当たりがないときは、栄養バランスの悪い食事、飲みすぎ、疲労やストレスなどで、おもにビタミンB群やCが失われたことが原因と考えられます。改善のためには、ビタミンB群の中でもとくに、ビタミンB_2・B_6、ナイアシンをしっかり補います。また、粘膜を保護するビタミンAとCの摂取も心がけましょう。香辛料やアルコール類は、症状を悪化させるので控えめに。症状が長引くときは、別の疾患の場合があるので注意しましょう。

効果的な食材

うなぎ

ビタミンB_1・B_2・Aが豊富で、炎症が起きた粘膜を保護し、細胞の再生を早めてくれます。

かぼちゃ

体内でビタミンAに変わるβ-カロテンがたっぷり含まれ、粘膜の保護と再生に働きます。吸収率を高めるには、油と一緒に調理するのがポイント。粘膜を強化するビタミンCも豊富で、口内炎の予防に最適です。

赤ピーマン

赤ピーマンは、緑ピーマンを完熟させたもので、パプリカのことではありません。ビタミンC含有量は、緑ピーマンの2倍以上にもなります。

その他

ビタミンB_2は、豚や牛のレバー、干しのりなどにもたくさん含まれます。レバー類には、ビタミンB_6も多いので、口内炎対策に積極的に摂るようにしましょう。ナイアシンは、舞茸、たらこ、ピーナッツのほか、意外にインスタントコーヒーにも豊富。

ひつまぶし茶漬け

材料（2人分）
- うなぎのかば焼き ……… 1串
- 酒 ………………………… 大さじ2
- A ┌ しょうゆ・酒・みりん … 各大さじ2
  └ 砂糖 …………………… 大さじ1
- だし汁 …………………… 2カップ
- ごはん …………………… 丼2杯分
- 塩 ………………………… 少々
- 万能ねぎの小口切り・刻みのり
  ……………………………… 各適量
- 練りわさび・粉山椒 …… 各適宜

作り方
1. かば焼きに酒大さじ1をふり、ラップをして電子レンジ（600W）で1分温め、約2cm幅の短冊切りにする。
2. 小鍋にAを合わせて火にかけ、とろみが出るまで少し煮詰め火を止める。
3. 別の小鍋にだし汁を煮立てて酒大さじ1を入れ、塩で味を調える。
4. 丼にごはんをよそい、刻みのりを敷き、①をのせ、②のたれ、ねぎの小口切りをトッピングする。③と、好みで練りわさび、粉山椒を添える。

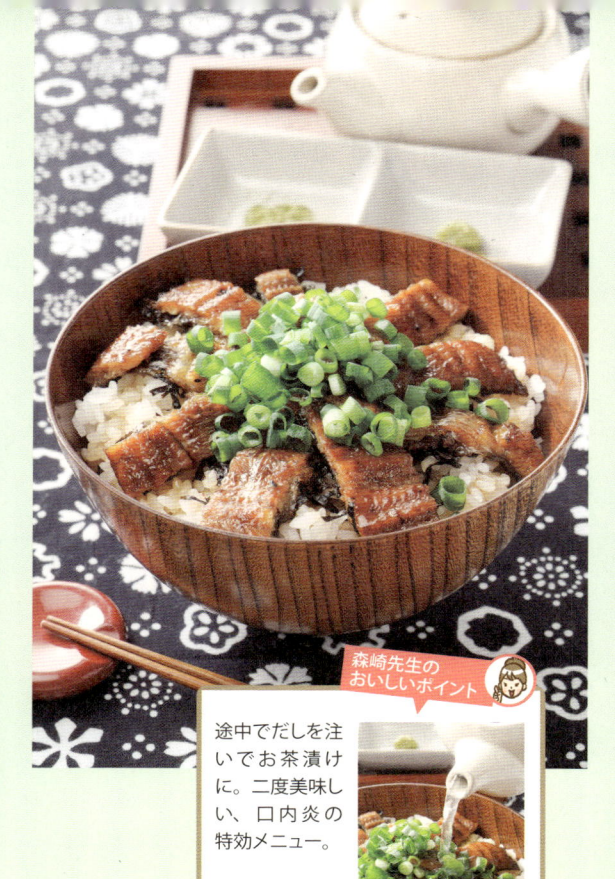

森崎先生のおいしいポイント
途中でだしを注いでお茶漬けに。二度美味しい、口内炎の特効メニュー。

かぼちゃパンケーキ

材料（4枚分）
- かぼちゃ ………………… 1/8個（150g）
- バター …………………… 大さじ2
- A ┌ 卵 ……………………… 1個
  │ 塩 ……………………… ひとつまみ
  │ 牛乳 …………………… 1/2カップ
  └ 砂糖 …………………… 大さじ3
- B ┌ 薄力粉 ………………… 100g
  └ ベーキングパウダー …… 小さじ1
- サラダ油 ………………… 大さじ1/2
- はちみつ・粉糖 ………… 各適量

作り方
1. かぼちゃは、種と皮を取り、ひと口大に切る。耐熱容器に入れ、ふんわりラップをして電子レンジ（600W）で4分加熱し、バターも40秒ほど電子レンジで加熱し溶かしておく。
2. ミキサーに①のかぼちゃ、Aを入れ撹拌する。
3. ボウルに②、①の溶かしバター、Bをふるい入れ、ゴムベラでサックリ混ぜる。
4. フライパンをよく熱し、サラダ油を染み込ませたキッチンペーパーで薄く油をひき、③の4分の1量を流し入れ弱めの中火で焼く。表面に気泡が出たら裏返し、2分焼く。これを4回くり返す。はちみつをかけ、茶こしで粉糖をふる。

栄養ワンポイント
電子レンジの加熱でかぼちゃのビタミンCの損失を防ぎ、バターを加えてビタミンAの吸収率をアップ。

せき

刺激物を控え、抗菌や消炎効果のあるビタミンやアリシン、タンニンを

症状

せきは、おもに体内に侵入してきた異物を外へ出そうとして起こります。感染症や、スギ花粉やハウスダストなどアレルゲンが体内に入って起こるアレルギーが原因と考えられます。肺炎や結核の初期症状のこともあるので、2週間以上続くときはすぐに受診しましょう。

栄養対策

ソルビトールなど、せきをしずめる効果のある栄養素を摂りましょう。また、せきにより、のどや肺などの呼吸器官の粘膜が炎症を起こし、敏感になっています。刺激物を避け、ビタミンA・B₂・Cなどで粘膜を整えます。抗菌作用が高いねぎやにんにくに含まれるアリシンやタンニンなどを積極的に摂るのもよいでしょう。せきがひどいときは、体力も消耗します。体力をつけるために、炭水化物やたんぱく質、スタミナをアップするビタミンB群の摂取を心がけましょう。

効果的な食材

梨

梨に含まれるソルビトールには、せきを止める効果があり、せき止め薬にも使われています。

大根

消化酵素のジアスターゼと辛味成分のジンゲロンには、せきをしずめる効果があります。ジンゲロンは辛味成分が強いほど多いので、辛味成分の多い先端を使うとよいでしょう。

れんこん

れんこんの皮や節に多いタンニンは、ポリフェノールの一種。抗菌や消炎作用があり、せきの原因となるウイルスや細菌の増殖を抑え、のどや肺の炎症をしずめます。ビタミンCも豊富で、粘膜を保護してせきを和らげます。

その他

昔から、かりんはせきの特効薬とされてきました。栄養学的にみても、サポニンやタンニン、アミグダリンなど、せきをしずめる成分がたっぷり。生食にはあまり向かないので、シロップやジャムにして利用しましょう。

第3章・症状＆体質改善の栄養レシピ

マチェドニア

材料（作りやすい分量・3〜4人分）
- 梨……………………… 1個
- キウイ………………… 1個
- いちご………………… 5個
- さくらんぼ …………… 8個
- A
  - 砂糖………………… 大さじ3
  - 水…………………… 1/2カップ
  - ラム酒 ……………… 大さじ1
- バニラアイスクリーム …適量
- ミントの葉 ……………… 適量

作り方
1. 梨、キウイは皮をむいていちょう切りにし、いちごは縦半分に切る。
2. ボウルにAを混ぜ合わせ、①とさくらんぼを入れて冷蔵室で1時間冷やす。
3. 器に②を入れ、バニラアイスクリーム、ミントの葉をトッピングする。

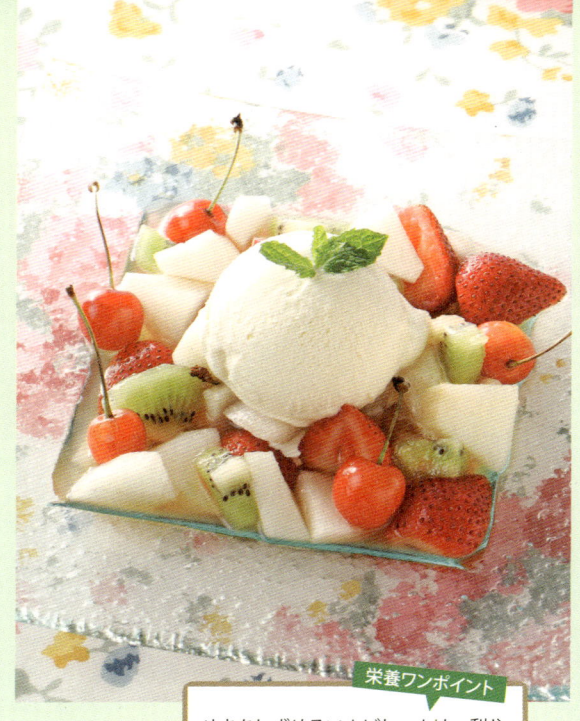

栄養ワンポイント
せきをしずめるソルビトールは、梨やさくらんぼ以外に桃やりんごにも含まれるので、好みで使い分けましょう。

れんこんもち

材料（2人分）
- れんこん……………………… 200g
- A
  - 桜えび・長ねぎのみじん切り
                         ……………………… 各大さじ2
  - 黒炒りごま ……………… 大さじ1
  - 片栗粉 …………………… 大さじ2
  - 塩・胡椒 ………………… 各少々
- ごま油………………………… 大さじ1
- 長ねぎの小口切り……… 適量
- B
  - 酢・しょう油 ………… 各大さじ1
  - ラー油 ………………… 適宜（お好みで）

作り方
1. れんこんは皮付きのまますりおろして軽く水気を切る。
2. ボウルに①とAを入れて混ぜ合わせ、手で丸めて平たくする。
3. フライパンにごま油を入れて熱し、②を入れてふたをして弱火で3分焼き、裏返してさらに3分程焼く。
4. ③を器に盛り、長ねぎの小口切りをトッピングする。Bを混ぜた酢じょう油を添える。

グリーンスムージー

材料（2杯分）
- 大根…………………… 約5cm 厚さ分（200g）
- 小松菜………………… 1株
- バナナ………………… 1本
- りんご………………… 1/2個
- 水……………………… 3/4カップ

作り方
1. 小松菜以外は皮をむき、食材をすべてひと口大に切り、水と一緒にミキサーに入れて撹拌する。

栄養ワンポイント
大根は、辛味の多い先端ほど、せきをしずめるジアスターゼやジニグリンが豊富です。

胃痛

胃の粘膜の修復には、ビタミンUやムチンが有効

症状

胃痛の原因は、暴飲暴食や食中毒、寄生虫、ストレスなどがあります。痛みが激しいときや、嘔吐や下痢をくり返すときは、すぐに医療機関を受診しましょう。

栄養対策

乱れた食生活やストレスが原因の胃痛は、胃酸の出すぎで胃の粘膜に炎症が起こっている可能性があります。改善には、胃の粘膜の新陳代謝を促すビタミンUや、粘膜を潤して胃壁を守るムチンを意識して摂りましょう。また、胃の粘膜を保護するビタミンCやE、粘膜を再生するビタミンAが多い食品も効果的です。味が濃いものや、香辛料、カフェイン飲料などは刺激が強いので控えめに。冷えかてくる胃痛の場合は、温めると症状が和らぐことがあります。

効果的な食材

山いも

粘り成分のムチンが、胃の粘膜を保護して胃痛を改善します。でんぷん分解酵素のアミラーゼは、消化を助け、あれた胃を回復してくれます。アミラーゼは熱に弱いため、生食がオススメ。

キャベツ

キャベツに含まれるビタミンUの別名はキャベジンです。胃薬にも使われている成分で、胃酸の出すぎを抑え、傷ついた胃の粘膜を修復する働きがあります。ビタミンUも熱に弱いので、有効に利用するには生で食べるのが一番です。また、キャベツにはビタミンCも多く、粘膜を保護します。「胃痛にはキャベツ」と覚えておくとよいでしょう。

じゃがいも

ビタミンCが豊富で、胃を保護するとともに、強化してくれます。本来ビタミンCは熱に弱いのですが、じゃがいもの場合はでんぷん質に守られているおかげで、加熱しても損失しにくく、効率よく摂取できます。

その他

レバーやかぼちゃ、にんじんには粘膜を再生するビタミンAが豊富です。

第3章・症状&体質改善の栄養レシピ

ポテトもち

材料（2人分）

じゃがいも ……………… 大2個
片栗粉 …………………… 大さじ3
マヨネーズ ……………… 大さじ2
塩・黒胡椒 ……………… 各少々
オリーブオイル ………… 大さじ1
ケチャップ ……………… 適量

作り方

1. じゃがいもの皮をむき、ひと口大に切って耐熱容器に入れ、ふんわりラップをして電子レンジ（600W）で3分加熱する。
2. ①が熱いうちにマッシュし、片栗粉、マヨネーズ、塩、黒胡椒を加えて混ぜる。
3. 食べやすい大きさに手で丸めて平たくし、オリーブオイルをひいたフライパンで両面がきつね色になるまで焼く。ケチャップを添える。

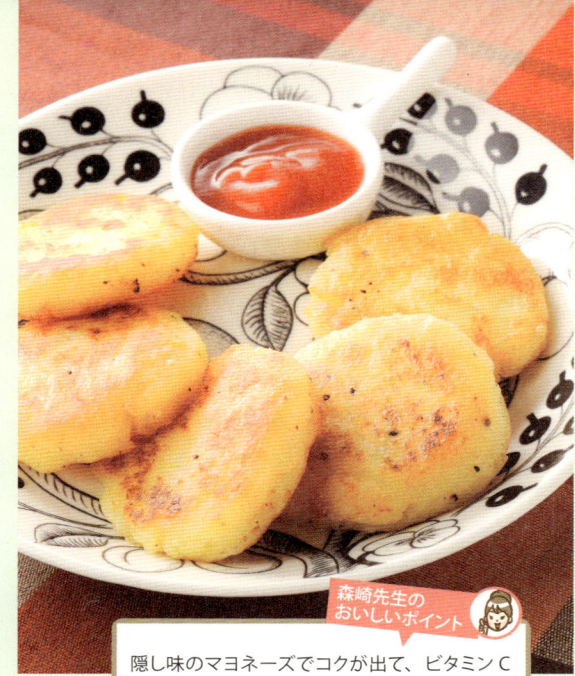

森崎先生のおいしいポイント

隠し味のマヨネーズでコクが出て、ビタミンCたっぷりのじゃがいもをおいしくいただけます。

山いもふわふわ焼き

材料（2枚分）

山いも …………………… 400g
オクラ …………………… 10本
卵 ………………………… 2個
小麦粉 …………………… 大さじ5
ごま油 …………………… 大さじ2
ポン酢 …………………… 適量

作り方

1. 山いもはビニール袋の中に入れてめん棒で叩いてとろとろの状態にする。オクラは薄い輪切りにする。
2. ボウルに卵を割りほぐし、①と小麦粉を入れて混ぜる。
3. フライパンにごま油の半量を熱して②の生地半量を流し込み、両面をきつね色に焼く（2回行う）。
4. 器に盛り、ポン酢を添える。

栄養ワンポイント

山いもとオクラのねばねば成分に含まれるムチンが、胃の粘膜を保護して胃痛を和らげます。

キャベツとじゃがいものポタージュ

材料（2杯分）

キャベツ ………………… 1/6個
じゃがいも ……………… 1個
玉ねぎ …………………… 1/4個
バター …………………… 大さじ1
A ┌ 顆粒コンソメ ……… 小さじ1
　└ 水 ……………………… 1カップ
牛乳 ……………………… 1カップ
生クリーム ……………… 大さじ3
塩・黒胡椒 ……………… 各少々
パセリのみじん切り …… 適量

作り方

1. キャベツはざく切り、じゃがいもは皮付きのままひと口大に切り、玉ねぎは薄切りにする。
2. 鍋にバターを熱し、玉ねぎを炒めてしんなりしたら、キャベツ、じゃがいもを炒め合わせる。
3. Aを加え、ふたをして弱火で7分煮る。
4. 牛乳を加えてミキサーで撹拌し、鍋に戻す。生クリームを加え、塩、黒胡椒で味を調えて器に盛る。パセリのみじん切りをふる。

下痢

失われた水分とミネラルを補給。体力回復にはたんぱく質を

症状

水分が多いドロドロした泥状の便や、水のような液体状の便が出ます。腹痛や吐き気を伴うことも。ひどいときは、大腸で水分が吸収されなくなり、脱水症状が起こることもあるので注意しましょう。

栄養対策

水分やナトリウム、カリウムなどのミネラル分が不足します。脱水症状を防ぐためには、水分補給が必須。できれば電解質入りのスポーツ飲料や果汁などでミネラルも一緒に補給しましょう。症状がひどいときは、お腹を温め安静にします。

下痢がおさまってきたら、消化のよいものから食べ始め、様子をみながら、ビタミンやミネラルの多い食品や、体力回復のためにたんぱく質を摂っていきます。完全に回復するまでは、食物繊維や脂肪分が多いもの、カフェインや香辛料などの刺激物は控えるようにしましょう。

効果的な食材

ヨーグルト

たんぱく質が体力回復を助け、乳酸菌やビフィズス菌が腸の働きを整えてくれます。

ココア

マグネシウムやカリウム、カルシウム、鉄などがバランスよく含まれ、下痢で失われたミネラルを効率よく補給できます。また、カカオ特有のテオブロミンは、疲労回復効果があり、下痢によって消耗した体力を回復してくれます。

ほうれん草

ビタミンやミネラルの含有量は緑黄色野菜の中でもトップクラス。ただし、弱い毒性があるシュウ酸が含まれるので、生では食べすぎないようにしましょう。火を通して食べることをオススメします。

その他

豆腐や半熟卵はたんぱく質を摂取できて、お腹にやさしい食材です。りんごには整腸作用とビタミン補給のW効果が期待できます。

ヨーグルトムース ブルーベリーソース

材料（2個分）

- プレーンヨーグルト …… 1/2 カップ
- 粉ゼラチン ………………… 3g
- 水 ……………………………… 大さじ2
- A ┌ 生クリーム …………… 大さじ4
　　└ 砂糖 …………………… 大さじ2
- B ┌ ブルーベリージャム… 大さじ3
　　└ ラム酒 ………………… 大さじ2
- ミントの葉 ………………… 適量

作り方

1. ゼラチンは水に入れふやかし、電子レンジ（600W）で30秒加熱する。
2. ボウルにAを入れて、泡立て器で6分立てに泡立て、ヨーグルト、①を加えてゴムベラで底から切るように混ぜる。
3. グラスに流し入れ、冷蔵室で1〜2時間冷やしかためる。混ぜ合わせたBをかけ、ミントの葉を飾る。

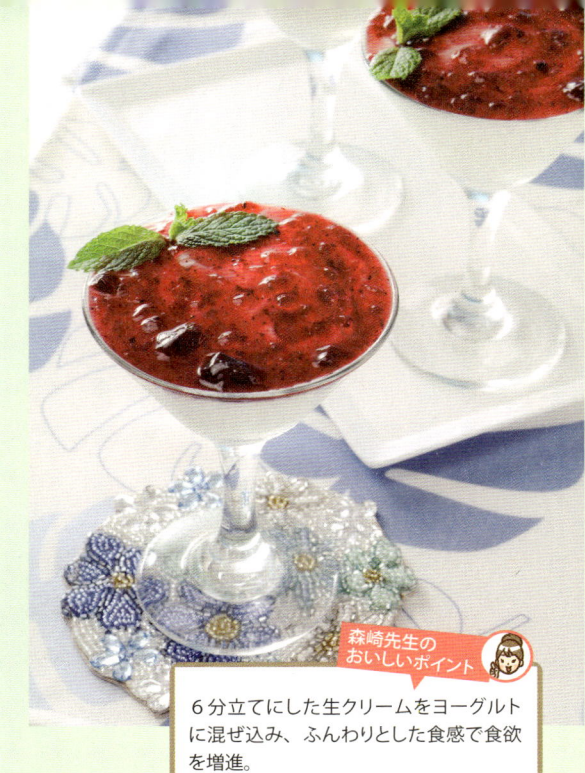

森崎先生のおいしいポイント
6分立てにした生クリームをヨーグルトに混ぜ込み、ふんわりとした食感で食欲を増進。

ほうれん草の米ポタージュ

材料（2杯分）

- ほうれん草 ………………… 1/2 束
- 玉ねぎ ……………………… 1/4 個
- バター ……………………… 大さじ1
- 米 …………………………… 大さじ2
- A ┌ 水 ……………………… 1 カップ
　　└ 顆粒コンソメ ………… 小さじ1
- 豆乳 ………………………… 1 1/2 カップ
- 塩・黒胡椒 ………………… 各少々
- 生クリーム・みじん切りのパセリ
　 …………………………… 各適量

作り方

1. ほうれん草は塩ゆでし、水気を絞って長さ1cmに切る。玉ねぎは薄切りにする。
2. 鍋にバターを熱し、玉ねぎと米を炒め、透き通ったらほうれん草、Aを加え、ふたをして弱火で10分煮込む。
3. ②に豆乳を加えてミキサーにかけ、塩、黒胡椒で味を調え、鍋に戻して温める。
4. 器に盛り、生クリームとみじん切りのパセリをあしらう。

栄養ワンポイント
下痢で失われたビタミンやミネラルをほうれん草と玉ねぎで効率よく摂取します。

ココアプリン

材料（2個分）

- ココア ……………………… 大さじ1
- 砂糖・片栗粉 ……………… 各大さじ3
- 牛乳 ………………………… 2 カップ
- ラム酒 ……………………… 大さじ1

作り方

1. 鍋にココア、砂糖、片栗粉を入れて混ぜ、牛乳を加える。
2. 弱火にかけてよくかき混ぜ、もったりとしてきたら火を止めてラム酒を加え、器に注ぐ。冷蔵室で1時間冷やしかためる。

便秘

腸の働きを高める善玉菌や
食物繊維をたっぷり摂取

症状

腸の蠕動運動や便意の低下で、便が腸内にとどまり、排便の量が少なくなります。ひどくなると、腹痛、腹部の張り、食欲不振、吐き気が起こり、肌荒れや肥満の原因にもなります。

栄養対策

便秘解消には、腸の働きをよくすることがポイント。そのためには、整腸作用のある乳酸菌やビフィズス菌の多い乳製品、発酵食品や腸壁を刺激して便通を促す食物繊維をしっかり摂りましょう。

食物繊維には不溶性と水溶性があり、それぞれ働きが違うので、両方を摂るようにしましょう。腸を刺激するため、朝起きたときに水や牛乳を飲むのもオススメ。

また、腹筋運動や腹式呼吸、ストレッチも効果的です。便秘がひどいと薬に頼る人もいますが、常用していると、腸の機能が低下します。できるだけ食生活を見直すことで改善しましょう。

ただし、原因がストレスの場合は、食物繊維や腸を刺激する食べ物は控えたほうがよいでしょう。

効果的な食材

らっきょう

らっきょうは、食物繊維の中でもとくに水溶性食物繊維が多く、その量は、野菜の中でもトップクラス。善玉菌のエサとなって腸内環境を整え、便秘を改善します。

キウイ

たんぱく質分解酵素のアクチニジンが、腸内で悪玉菌のエサになる成分を分解し、善玉菌を増やします。また、水溶性食物繊維も多く、便秘解消にオススメのフルーツです。

エリンギ

エリンギに多い不溶性食物繊維は水に溶けず、腸で水分を吸って便をやわらかくしてくれます。便の量も増やし、

その他

きくらげ、かんぴょう、切干大根、寒天などにも食物繊維が豊富に含まれます。

第3章・症状&体質改善の栄養レシピ

エリンギの中華クリーム煮

材料（2人分）
エリンギ	2本
片栗粉	小さじ2
チンゲン菜	1株
長ねぎ	1/4本
ごま油	大さじ1
すりおろし生姜	小さじ1
A ┌ 牛乳	3/4カップ
顆粒鶏ガラスープの素	小さじ1/2
ホタテ水煮缶	小1缶(缶汁ごと)
酒	大さじ1
└ 砂糖	小さじ1/2
塩・胡椒	各少々

作り方
❶ エリンギは幅1cmの輪切りにし、塩少々をふって片栗粉をまぶす。チンゲン菜は長さを半分に切り、長ねぎはみじん切りにする。

❷ フライパンにごま油を熱し、長ねぎと生姜を入れて香りが出るまで炒め、チンゲン菜の軸の部分を入れて炒める。

❸ ②にA、チンゲン菜の葉の部分、①のエリンギを加え、ふたをして弱火で5分煮る。塩、胡椒で味を調える。

森崎先生のおいしいポイント
エリンギを輪切りにして、アワビのような食感に！豊富な食物繊維は腸まで届いて便秘を解消。

キウイラッシー

材料（2杯分）
キウイ	2個
A ┌ プレーンヨーグルト	200g
はちみつ	大さじ2
└ 牛乳	1/2カップ
氷	適量
ミントの葉	適量

作り方
❶ キウイは皮をむき、ひと口大に切り、ミキサーにAとともに入れ、撹拌する。

❷ 氷を入れたグラスに注ぎ、ミントの葉をあしらう。

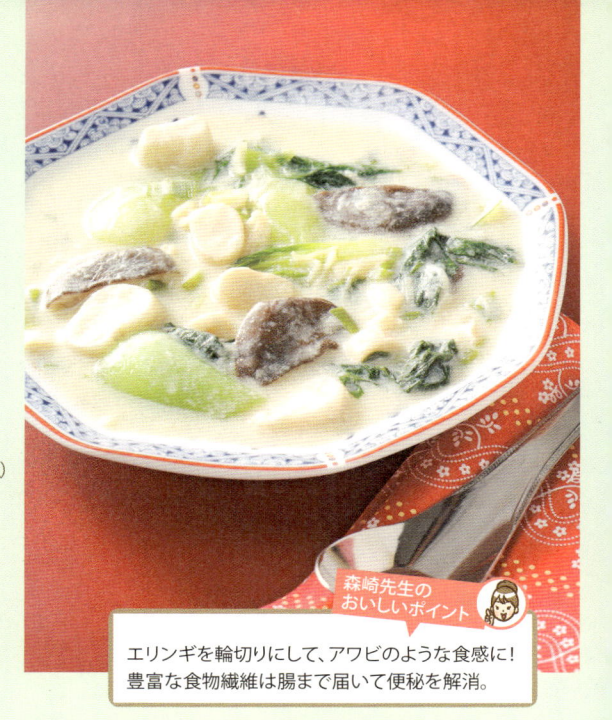

らっきょうチラシ寿司

材料（2人分）
らっきょうの甘酢漬け	100g
米	1.5合
酒・白炒りごま	各大さじ1
みょうが	3個
生姜	1片
青じそ（大葉）	10枚
A ┌ 酢	大さじ2
砂糖	大さじ1
└ 塩	小さじ1

作り方
❶ 米はといで20分浸水させ、ザルにあげて水気をきる。

❷ 炊飯器に①、酒を入れ、少なめの水加減で炊く。

❸ らっきょう、みょうがは薄い小口切りに、生姜、青じそはせん切りにする。

❹ 米が炊き上がったらバットに広げ、Aをよく混ぜ合わせてまわしかけ、サックリと混ぜ、うちわであおいで冷ます。

❺ ④に③と白炒りごまを散らし、切るように混ぜ、器に盛る。

やせすぎ

エネルギー源の主食を中心に、体を作るたんぱく質を十分に

症状

一般的にBMI【体重（kg）÷身長（m）の2乗】が18・5未満だと、低体重（やせすぎ）です。やせすぎると疲れやすく、免疫力が低下して感染症にかかりやすくなります。また、冷え性、貧血、月経不順、骨粗しょう症にもなりやすくなります。

栄養対策

まずは、主食、副菜、主菜のそろった食事を3食しっかり食べること。エネルギー源となるごはんやパンなどの主食を中心に、体の組織を作る肉や魚などのたんぱく質もしっかり摂ります。食欲がないときは、香辛料や調味料を使って食欲をわかせる工夫をしましょう。適度な運動は、食欲を増進させ、体力アップにもつながるのでオススメです。無理なダイエットがやせすぎの原因のときは、すぐに中止すること。胃腸が弱くて食べても太れない場合は、専門医に相談しましょう。

効果的な食材

さつまいも

炭水化物が主成分で、エネルギー補給に適しています。ビタミンCやEも豊富で、Cは免疫力をアップし、Eは冷え性を防ぐなど、やせすぎの症状改善に役立ちます。食が細い人は、スイートポテトやきんとんなど、おやつにしてこまめに摂ると、不足しがちなエネルギーを補充できます。

いわし

たんぱく質が牛肉や豚肉より多く含まれ、筋肉や血液、皮膚などの組織を作る成分となります。豊富な鉄は貧血を改善し、カルシウムは骨粗しょう症を予防します。

グリーンアスパラガス

アスパラギン酸は、たんぱく質の合成を助けるだけでなく、スタミナを強化し、疲労に対する抵抗力を高めます。また、ビタミンKは、丈夫な骨作りを促します。

その他

ごはんだと量を食べられないときは、うどんやそば、パスタなど、のど越しのよいめん類で炭水化物を補います。

アスパラガスのビスマルク風

材料（2人分）
グリーンアスパラガス … 10本
粉チーズ・バター ……… 各大さじ2
卵 ……………………… 2個
塩・黒胡椒 …………… 各少々

作り方
① アスパラガスは下のかたい部分と袴をピーラーでむいて、3分塩ゆでする。
② ①を器に並べ、粉チーズをかける。
③ フライパンにバターを溶かし、半熟の目玉焼きを作り、②にのせる。塩、黒胡椒をふる。

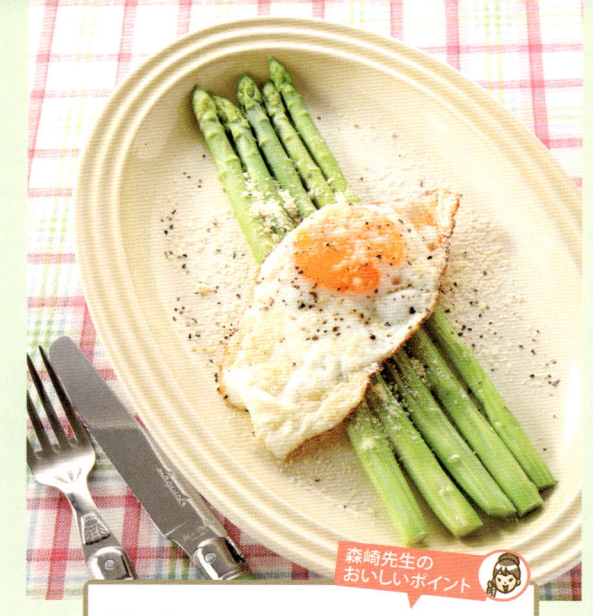

森崎先生のおいしいポイント
簡単で華やかなイタリア料理の定番メニューで、スタミナ強化のアスパラガスをしっかり食べましょう。

いわしの香りパン粉焼き

材料（2人分）
いわし ………………… 2匹
塩・黒胡椒 …………… 各少々
A ┌ パン粉 …………… 大さじ4
　│ にんにくのすりおろし… 小さじ1
　│ 乾燥ローズマリー … 小さじ1/2
　│ 粉末タイム ……… 小さじ1/6
　│ パセリのみじん切り・粉チーズ・
　└ 　オリーブオイル … 各大さじ1
ミニトマト …………… 8個
エリンギ ……………… 2本
レモンのくし型切り …… 適量

作り方
① いわしは頭を落として腹を開き、骨、内臓をとって塩、黒胡椒をふる。
② ボウルに、Aを混ぜ合わせる。
③ 耐熱皿に②の半量をふり入れ、その上に①を並べ、さらに残りの②をかける。空いたところにミニトマト、食べやすい大きさに手でさいたエリンギを入れる。
④ 200℃に予熱したオーブンで約15分焼く。レモンのくし型切りを添える。

スイートポテト

材料（4個分）
さつまいも …………… 中1本（200g）
バター・ラム酒 ……… 各大さじ1
牛乳 …………………… 大さじ2
砂糖 …………………… 大さじ3
塩 ……………………… ひとつまみ
卵黄 …………………… 1個分

作り方
① さつまいもは皮をむき、厚さ1cmの輪切りにして水にさらす。
② 鍋に①を入れ、水をひたひたになるまで加えて火にかけ、弱火で8分ぐらい竹串がすっと通るまでゆでる。湯をきり、熱いうちにマッシュする。
③ ②にバターを入れてよく練り、さらに牛乳・砂糖・塩を加え、弱火にかけ水分を飛ばす。
④ 火を止めてあら熱をとり、卵黄の半量とラム酒を加えよく混ぜて4等分し、成形する。
⑤ ④を天板に並べ、残りの卵黄と水大さじ1（分量外）を混ぜてはけで塗る。180℃に予熱したオーブンで約20分焼く。

冷え性

たんぱく質やビタミンE、
鉄で血行をよくして体温をアップ

症状

冷え性は血行不良で手足の先まで血液が行き届かず、手足やお腹、腰などが冷たくなった状態です。体全体の血液の循環も悪くなり、頭痛や肩こり、腰痛のほか、便秘、下痢、月経不順などのさまざまな不調の原因にもなります。

栄養対策

熱はおもに筋肉で作られるため、筋肉量が少ないと体温が上がりにくくなります。とくに女性は男性より筋肉が少ないため、筋肉をつけるようにたんぱく質をしっかり摂り、定期的な運動を心がけましょう。
また、普段から体を冷やさないように、生野菜はできるだけ控えるのがオススメ。とくにきゅうり、なすなどの夏野菜は体を冷やす性質があるので避けましょう。血流をよくするためにはビタミンEや、体温を調整するマグネシウム、全身に酸素を運ぶ鉄、鉄分の吸収を助けるビタミンCを含む食品を意識して摂るとよいでしょう。

効果的な食材

唐辛子

カプサイシンには、血管を広げて血流をスムーズにする働きがあります。また、エネルギー代謝を高めて体を温め、豊富なビタミンC・Eとともに、冷え性改善に働きます。

生姜

辛味成分のジンゲロールは、熱を加えるとショウガオールに変化しますが、どちらも血行改善に効果的です。薬効は、細かくするほど発揮されるので、みじん切りやおろして使いましょう。

きな粉

大豆から作られるきな粉には、良質のたんぱく質がたっぷり。筋量アップに効果的です。マグネシウムや鉄も多く含まれ、体を温めるのを助けます。

その他

うなぎや鮭、青背魚などには、たんぱく質やビタミンEが豊富。ビタミンEは、ナッツ類にも多く含まれます。マグネシウムの多い海藻類やごま、鉄の多いひじきと上手に組み合わせましょう。

第3章・症状&体質改善の栄養レシピ

スンドゥブチゲ

材料（2人分）
- 豚バラ薄切り肉 …………… 80g
- あさり ………………………… 150g
- ごま油 ………………………… 大さじ1
- 水 ……………………………… 2 1/2カップ
- A
  - コチュジャン・粉唐辛子・しょうゆ ………………… 各大さじ1
  - 砂糖・すりおろしにんにく ………………………… 各小さじ1
  - 顆粒鶏ガラスープの素… 大さじ1/2
- 絹ごし豆腐 …………………… 1丁
- 塩・万能ねぎの小口切り… 各適量
- 卵 ……………………………… 2個

作り方
1. 豚肉は幅3cmに切り、あさりの殻はこすり合わせて洗う。
2. 厚手の鍋にごま油を熱し、豚肉を炒め、水、あさり、Aを加える。
3. ②に豆腐を手でちぎりながら加え、塩で味を調える。
4. ひと煮立ちしたら卵を割り入れ、ねぎの小口切りを散らす。

森崎先生のおいしいポイント
体を温める唐辛子の中でも、粉唐辛子は比較的辛さが穏やか。それでも辛いときは、量を減らしましょう。

きな粉黒ごまクッキー

材料（作りやすい分量）
- きな粉・薄力粉 …………… 各60g
- 黒炒りごま ………………… 大さじ2
- バター ……………………… 60g
- 砂糖 ………………………… 大さじ4
- 卵黄 ………………………… 1個分
- 塩 …………………………… ひとつまみ

作り方
1. 室温で柔らかくしたバターをクリーム状に練り、砂糖を加えて泡立て器で白っぽくなるまでよく混ぜる。
2. ①に卵黄を混ぜ合わせ、きな粉と薄力粉を合わせてふるい入れ、塩と黒炒りごまを加えてゴムベラでサックリと混ぜ合わせる。ひとまとめにして、冷蔵室で30分休ませる。
3. ②の生地をめん棒で厚さ5mmに伸ばし、クッキー型で型抜きする。天板に並べ180℃に予熱したオーブンで約20分焼く。

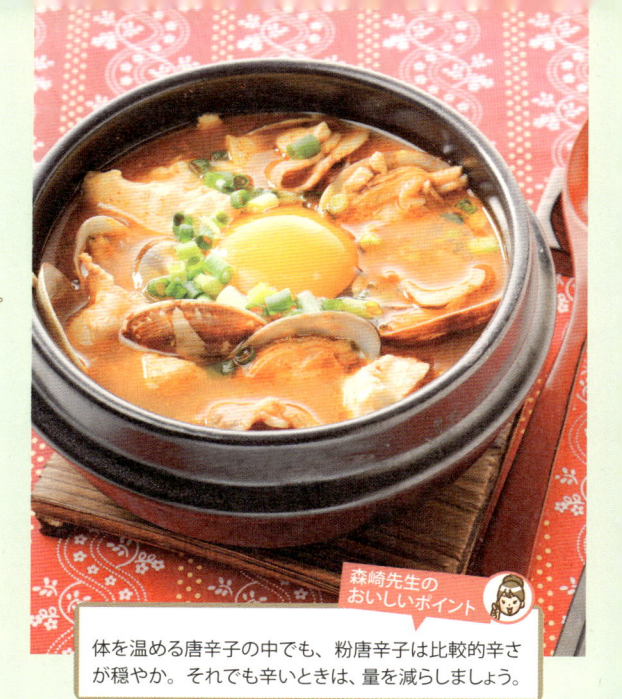

生姜のエスニックスープ

材料（2人分）
- すりおろし生姜 ……………… 小さじ2
- せん切り生姜 ………………… 適量
- にんじん・トマト・なす・玉ねぎ ………………………………… 各1/2個
- ハム（1cm四方に切る）…… 2枚
- オリーブオイル ……………… 大さじ1
- クミン ………………………… 小さじ1/4
- 水 ……………………………… 1 1/2カップ
- 顆粒コンソメ ………………… 小さじ1
- 塩・黒胡椒 …………………… 各少々
- パプリカパウダー …………… 適量

作り方
1. にんじん、トマト、なすは1cm角のさいの目切り、玉ねぎはみじん切りにする。
2. 鍋にオリーブオイルを熱し、すりおろし生姜、クミンを炒めて、玉ねぎを加え、しんなりしたら残りの①とハムを加えて炒める。
3. 水、コンソメを加え、弱火で15分煮込む。塩、黒胡椒で味を調え、器に盛りつけ、せん切り生姜、パプリカパウダーをふる。

肥満

摂取カロリーを抑え、タンニンやビタミンB_2で脂肪を燃焼

症状

体脂肪が必要以上に蓄積された状態をいいます。日本肥満学会の基準では、BMIが25以上は肥満と判定されます。特定健診では、腹囲が女性は90cm以上、男性は85cm以上が内臓脂肪型肥満と診断されます。症状はとくにありませんが、高血圧、糖尿病、脂質異常症などの生活習慣病のリスクが高くなるので、早めの対策が必要です。

栄養対策

食べすぎを防ぐためには、食事は野菜や汁物から食べ、よくかみ、夜遅い食事や間食を控えましょう。最低限のたんぱく質や炭水化物（糖質）は摂りつつ、低カロリーでビタミンやミネラルを多く含む食事が肥満を予防・改善させます。脂肪の代謝を高めるビタミンB_2やタンニン、コレステロールの排泄を促す食物繊維、脂肪燃焼効果のあるカプサイシンなどを上手にとり入れましょう。

余分な油を控えるためには、調理法を工夫します。炒める、揚げるより、ゆでる、蒸すほうがオススメです。

効果的な食材

ごぼう

水溶性と不溶性の食物繊維が両方含まれ、コレステロールを体外に排泄し、血糖の上昇を抑制。肥満を改善し、糖尿病を予防します。

柿

柿に含まれるタンニンは、ポリフェノールの一種。脂質の代謝を高めることで、血液や体内の脂肪を減少させる作用があります。また、皮に多く含まれるオクタコサノールには、コレステロールを減少させる働きがあり、皮ごと使うメニューもオススメです。

納豆

ビタミンB_2は、脂質を効率よく燃焼。豊富なビタミン、大豆たんぱくは、体内のコレステロールや中性脂肪を体外に排出して肥満解消に役立ちます。

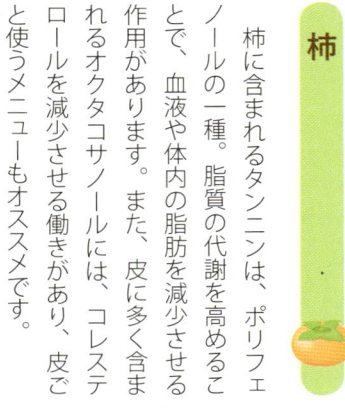

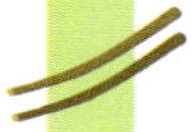

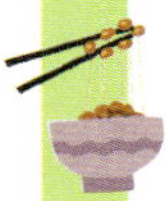

その他

タンニンの多い緑茶やウーロン茶、カプサイシンが豊富な唐辛子は、体内の脂肪を減らしてくれます。

納豆冷やしそば

材料（2人分）

納豆	1パック
酒	大さじ1
豚バラ薄切り肉	150g
青じそ（大葉）	8枚
梅干し	2個
ゆでそば	2袋
めんつゆ（ストレートタイプ・市販品)	3/4カップ
白すりごま	大さじ2

作り方

① 鍋にたっぷりの湯を沸かして酒を入れ、豚肉を1枚ずつゆで、色が変わったらザルにあげて水気をきり、ひと口大に切る。青じそはせん切りに、梅干しは種をとって包丁でたたく。納豆は付属のタレをかけて混ぜ合わせておく。

② 別の鍋に湯を沸かしてそばを入れ、菜箸で軽くほぐす。ザルにあげて流水で洗い、しっかり水気をきる。

③ そばを器に盛って豚肉、納豆、青じそ、梅干しをトッピングし、めんつゆをかけ、白すりごまをふる。

栄養ワンポイント
脂質を燃焼させるビタミンB_2と、余分なコレステロールを排出する大豆たんぱくの納豆で、肥満を解消。

ごぼう南蛮漬け

材料（2人分）

ごぼう	1本
片栗粉・揚げ油	各適量
A [水	大さじ6
酒・しょう油・酢・砂糖	各大さじ1
黒ごま	少々

作り方

① ごぼうを幅5cmに切り、それを縦に4等分する。

② ①に片栗粉をまぶし170℃の油で3分ほどカラッと揚げる。

③ フライパンにAを入れて、ひと煮立ちさせ、②を入れてあら熱をとる。皿に盛りつけ、黒ごまをトッピングする。

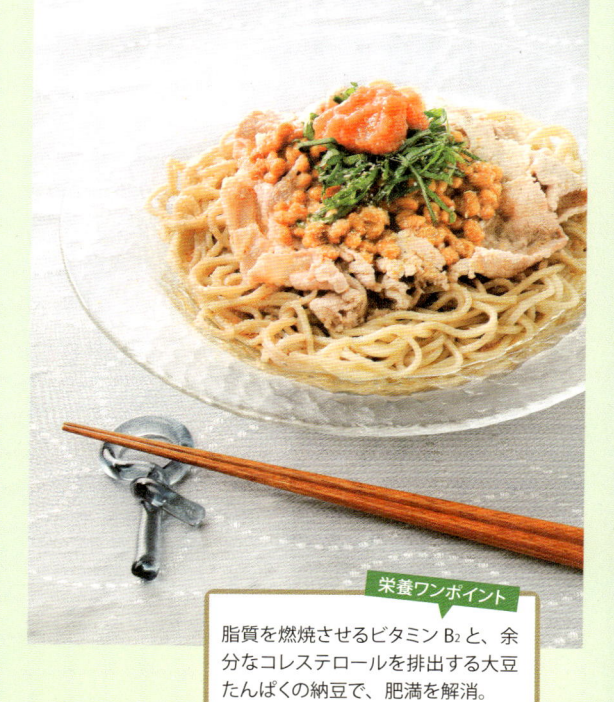

柿プリン

材料（2個分）

完熟柿	2個
牛乳	1/2カップ
はちみつ	大さじ1
レモン汁	小さじ1
ミントの葉	適量

作り方

① 柿は皮をむいて種を取りひと口大に切る。

② ①、牛乳、はちみつ、レモン汁をミキサーで撹拌する。

③ 型に注ぎ、冷蔵室で30分以上冷やしかためる。ミントの葉をあしらう。

森崎先生のおいしいポイント
柿のペクチンと牛乳のたんぱく質で、ゼラチンなしでかたまります。砂糖を使わないダイエットスイーツです。

花粉症

ビタミンB_6で免疫機能を整え、ビタミンA・C・Eで症状を改善

症状

花粉症は、スギやヒノキ、ブタクサなどの花粉を異物とみなし、免疫が体を守ろうとして起こるアレルギー反応です。花粉が入ってくるたびに、ヒスタミンなどの化学物質が神経を刺激し、くしゃみ、鼻水、鼻づまり、目・口の中のかゆみなどの症状が現れます。ひどいときは、肌荒れ、頭痛などが起こることも。

栄養対策

たんぱく質は、免疫力アップに必要ですが、摂りすぎると免疫機能が働きすぎて、症状がひどくなります。肉や卵は控えめにして、アレルギーを抑制するDHAやEPAが豊富な魚を摂りましょう。また、花粉症には免疫機能を正しくするビタミンB_6、鼻や目の炎症を抑えるビタミンC・E、β-カロテンが効果的です。

乳酸菌類は、免疫細胞が多く存在する腸内環境を整え、アレルギーに強い体を作ります。辛いものやアルコールは、粘膜の毛細血管を刺激するので控えめに。

効果的な食材

青じそ

青じそのポリフェノールが、ヒスタミンの作用を抑えて花粉症の症状を緩和します。体内でビタミンAに変わるβ-カロテンや、ビタミンC・Eも豊富で、抗アレルギー作用の高い食材です。

ヨーグルト

乳酸菌やビフィズス菌が、腸内の善玉菌を増やして腸の調子を整え、アレルギー体質を改善します。

えごま

豊富に含まれるα-リノレン酸は、体内でDHAやEPAに変わり、アレルギー症状を和らげる働きをします。えごまは油やお茶にもなっていますので、意識してとり入れるようにしましょう。

その他

甜茶（てんちゃ）やルイボスティーにはポリフェノールが豊富で、花粉症の時期にオススメの飲み物です。にんにくやまぐろ、かつおには、ビタミンB_6が多く含まれ、免疫機能の改善に働きます。

しそとたこのマリネ

材料（2人分）
- ゆでだこの足 …………… 2本
- 青じそ（大葉）………… 10枚
- セロリ …………………… 1/2本
- A
  - にんにくのすりおろし ………………………… 小さじ1
  - レモン汁・オリーブオイル ………………………… 各大さじ1
  - 塩・黒胡椒 ………… 各少々

作り方
1. ゆでだこの足は薄くそぎ切りに、青じそはせん切りに、セロリは斜め薄切りにする。
2. ボウルにAを入れて、泡立て器でよく混ぜて白っぽくなるまで乳化させ、①を加えて和える。冷蔵室で1時間冷やす。

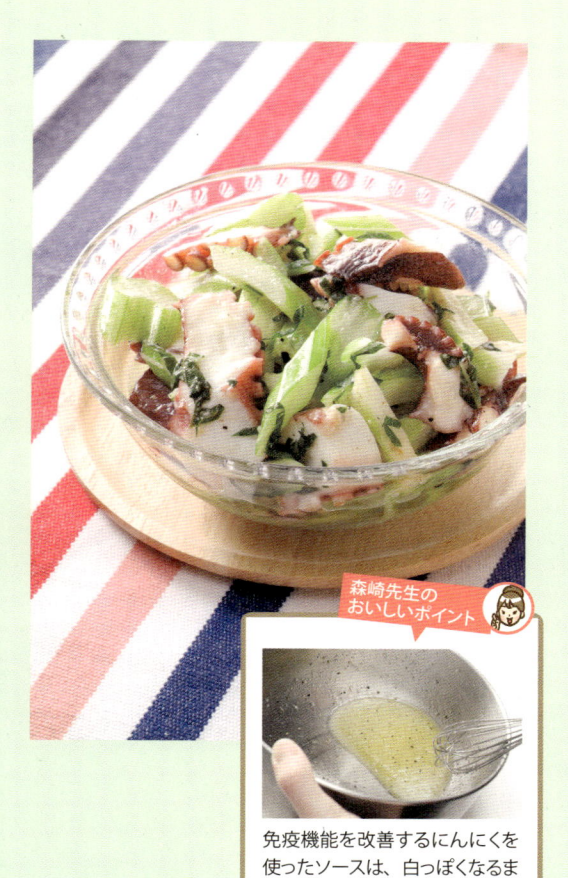

森崎先生のおいしいポイント
免疫機能を改善するにんにくを使ったソースは、白っぽくなるまで混ぜることで、味がまろやかに。

バナナヨーグルトシェイク

材料（作りやすい分量・約2人分）
- プレーンヨーグルト …… 100g
- バナナ …………………… 1本
- バニラアイスクリーム … 100g
- 牛乳 ……………………… 100g
- はちみつ ………………… 大さじ1
- レモン汁 ………………… 小さじ1

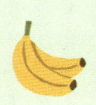

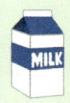

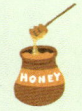

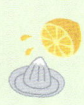

作り方
1. バナナは皮をむき、ひと口大に手でちぎってミキサーに入れる。
2. ①にその他の材料を加えて撹拌する。

栄養ワンポイント
ヨーグルトの乳酸菌が、腸内の善玉菌と悪玉菌のバランスを整えて、アレルギー体質を改善。

アトピー性皮膚炎

たんぱく質は控えめにして、油はα-リノレン酸を使用

症状

かゆみのある湿疹がおもな症状で、はたけ（湿疹）や口角炎になることもあります。よくなったり悪くなったりをくり返しながら、慢性化することが多い疾患です。アレルゲン（原因）は、卵や牛乳、小麦、そばなどの食物、ハウスダストやダニ、ストレス、花粉などさまざまで、メカニズムはまだはっきりとわかっていません。

栄養対策

アレルゲンがわかっている場合は、避けましょう。食品がアレルゲンの場合は、判断が難しいこともありますので、医師や栄養士の指導に従ってください。アトピー性皮膚炎の原因のひとつといわれているたんぱく質は、適量を摂りましょう。油は、リノール酸タイプのものは、症状を悪化させるので要注意。症状を抑制するα-リノレン酸タイプを使うようにします。皮膚の炎症を抑え、丈夫にするためには、ビタミンB₂・B₆・Cやβ-カロテンが効果的です。また、肌に潤いや張りを与えるビタミンEもしっかり摂りましょう。皮膚はいつも清潔に保ち、保湿ケアを忘れずに、刺激の少ない衣服を身につけることもポイントです。

効果的な食材

パセリ

β-カロテン、ビタミンC・Eが豊富に含まれ、荒れた肌を整えて、潤いを与えてくれます。パセリのケルセチンは、アトピー性皮膚炎を起こすヒスタミンを抑え、症状の改善を助けます。

にら

刺激臭の成分である硫化アリルは抗炎症作用が高く、かゆみを抑制。豊富なビタミンB₂は皮膚を修復し、β-カロテンが皮膚を丈夫にします。

抹茶

抹茶の苦味成分に含まれるタンニンが、かゆみなどのアレルギー反応を和らげ、ビタミンB₂やCが肌の炎症を抑えてキメを整えてくれます。

その他

α-リノレン酸は、えごま油（しそ油）、亜麻仁油などに多く含まれています。

第3章・症状&体質改善の栄養レシピ

にらオムレツ

材料（2人分）
にら	1束
卵	3個
A［ マヨネーズ	大さじ1
ピザ用チーズ	大さじ2
ごま油	大さじ1
塩・黒胡椒	各少々
しょう油	適量

作り方
① ボウルに卵を割り入れ、Aを入れて混ぜる。にらは長さ3cmに切る。
② フライパンにごま油を熱し、にらを炒めて塩、黒胡椒をふる。
③ ②に①の卵液を流し入れて箸で大きく混ぜ、かたまってきたらオムレツに形を整え器に盛りつける。しょう油を添える。

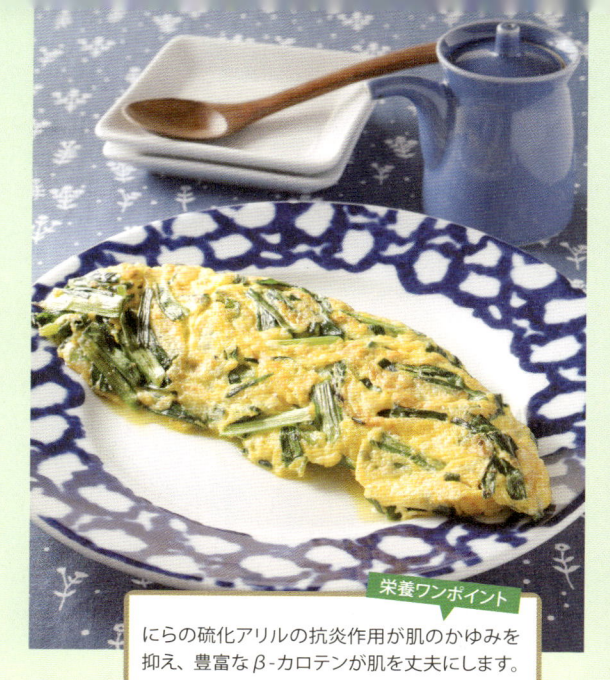

栄養ワンポイント
にらの硫化アリルの抗炎作用が肌のかゆみを抑え、豊富なβ-カロテンが肌を丈夫にします。

ペンネパセリソース

材料（2人分）
ペンネ	160g
塩	適量
A［ パセリ	30g
にんにく	2片
白ごまペースト	大さじ2
レモン汁	大さじ1
オリーブオイル	大さじ3
塩	小さじ1/2
パルメザンチーズ・黒胡椒	各適量

作り方
① ペンネは塩を加えた湯（ペンネ100gに対して水1ℓ＋塩10g）でゆでる。
② フードプロセッサーにAを入れ、撹拌してペースト状にする。
③ ②をボウルに入れ、①を加えて和える。器に盛り、チーズと黒胡椒をトッピングする。

栄養ワンポイント
パセリで肌のキメを整え、潤いを与えるβ-カロテンやビタミンC・Eをしっかり補給。

抹茶とさつまいもの2色きんとん

材料（4個分）
抹茶・湯	各小さじ1
栗の甘露煮	2粒
さつまいも	中1本（200g）
水	大さじ2
砂糖・みりん	各大さじ1

作り方
① 抹茶は湯で溶いておく。栗の甘露煮は半分に切り、さつまいもは皮をむき、厚さ1cmの輪切りにして耐熱皿に入れる。水をふりかけ、ふんわりとラップをし、電子レンジ（600W）で5分加熱する。
② ①のさつまいもを熱いうちにマッシュして鍋に入れ、砂糖とみりんを加えて混ぜる。
③ ②を鍋に入れ弱火にかけて3分ほど練り混ぜ、火からおろす。
④ ③を2等分する。一方はさらに2等分する。もう一方は①の抹茶を加えてよく混ぜてから2等分する。
⑤ ラップに4個の生地を各々のせ、中央に栗の甘露煮を埋め込み、ラップに包んで茶巾形に絞って形を整える。

もっと栄養学 Column ❸
干し野菜でたっぷり栄養補給

水分量の減少で栄養分が凝縮

　干し野菜は、野菜の栄養素を効率よく摂る、生活の知恵のひとつです。

　干し野菜の代表としておなじみなのは、干ししいたけ。生のしいたけは日に当てることで、エルゴステリンという成分がビタミンDに変わり、水分量が減ることで食物繊維がアップします。大根は、干すことでカルシウムがアップしたという実験結果もあります。

　いずれの野菜も、基本的には干すことで水分量が減り、栄養分が凝縮されます。ただし、ビタミンC摂取は期待できなくなります。ビタミンCは酸化に弱いため、時間とともに減少していくからです。

おいしさと保存力もアップ

　干し野菜のメリットは、栄養面だけではありません。水分が減ることで保存期間が延び、半干しなら約1週間、しっかり干した場合は約1か月、保存が可能になります。

　食べるときは、そのまままたは素揚げして野菜チップスにしてもOK。さらに生野菜と同様に、調理に使うこともできます。いずれも、旨味が凝縮して、生野菜で食べるよりもおいしくいただけます。旨味がある分、調理に使う場合は調味料を加減して、いつもより少なめに使いましょう。結果、減塩につながります。

　また、干し野菜は、水分量が少ないため、調味料の浸透も速く、短時間で調理できるというメリットもあります。

干し野菜の作り方

❶ 野菜をよく洗い、できれば皮ごと厚さ5mm～1cmに切る。

❷ ザルもしくは、乾物ネット（干し物ネット）に、①の野菜が重ならないよう並べる。

❸ 天気のよい日の9時ごろから15時ごろまで、天日干しする（半干し）。

❹ さらに干す場合は、野菜を集めてキッチンペーパーに包んでから、ジッパー付き保存袋に入れて保存。翌日、再び③の要領で干して完成。

第4章
心と体の不調を整える栄養レシピ

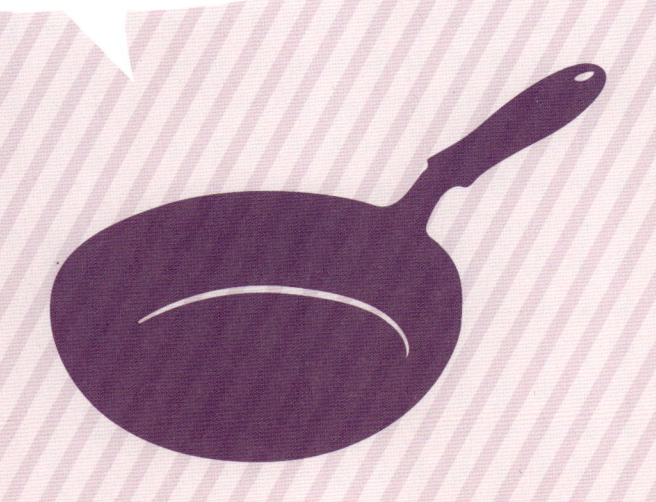

栄養満点レシピで不調知らずの若々しさをめざす

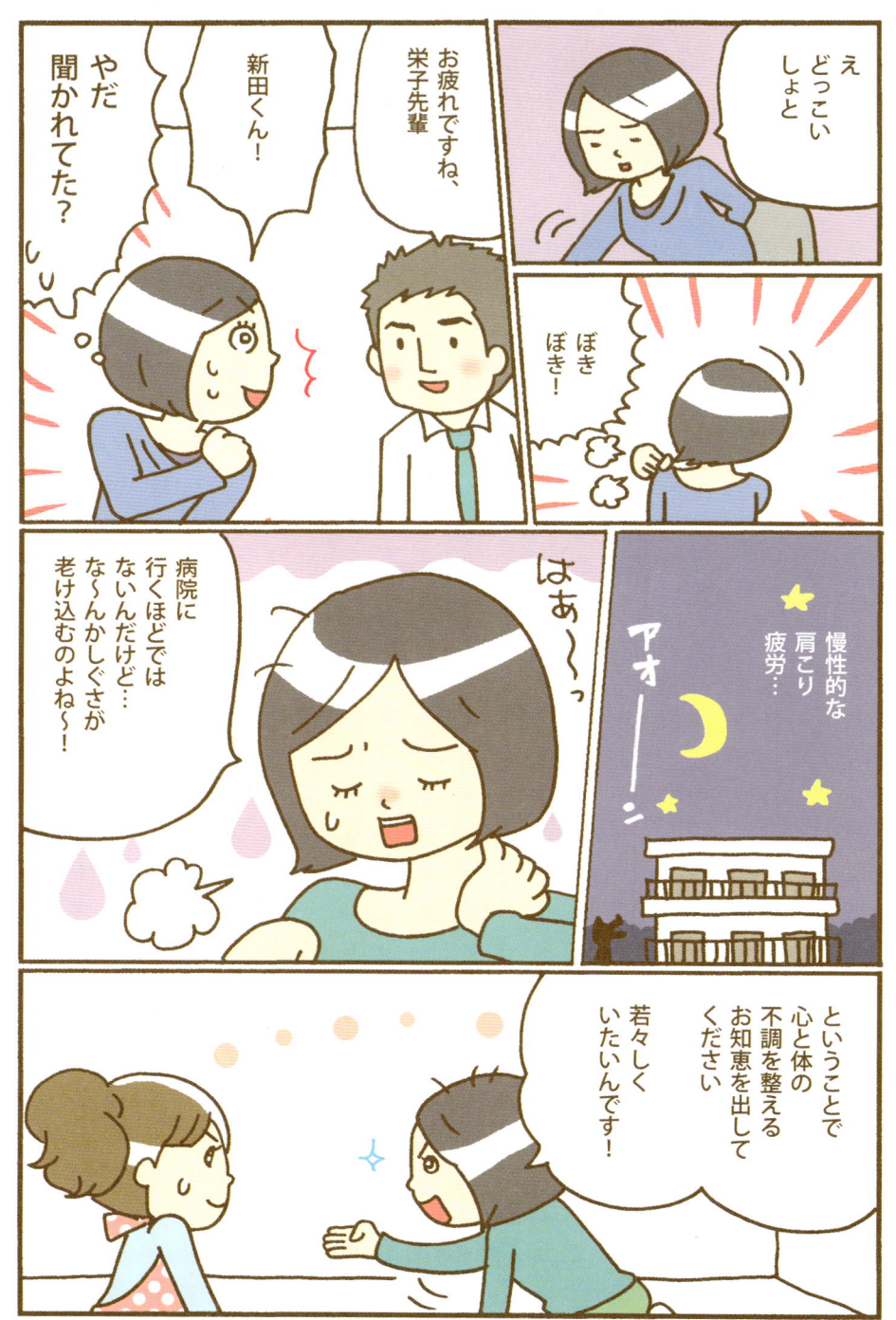

えどっこいしょ

ぼきぼき！

お疲れですね、栄子先輩

新田くん！

やだ聞かれてた？

慢性的な肩こり疲労…

アオーー

はぁ〜っ

病院に行くほどではないんだけど…な〜んかしぐさが老け込むのよね〜！

ということで心と体の不調を整えるお知恵を出してください

若々しくいたいんです！

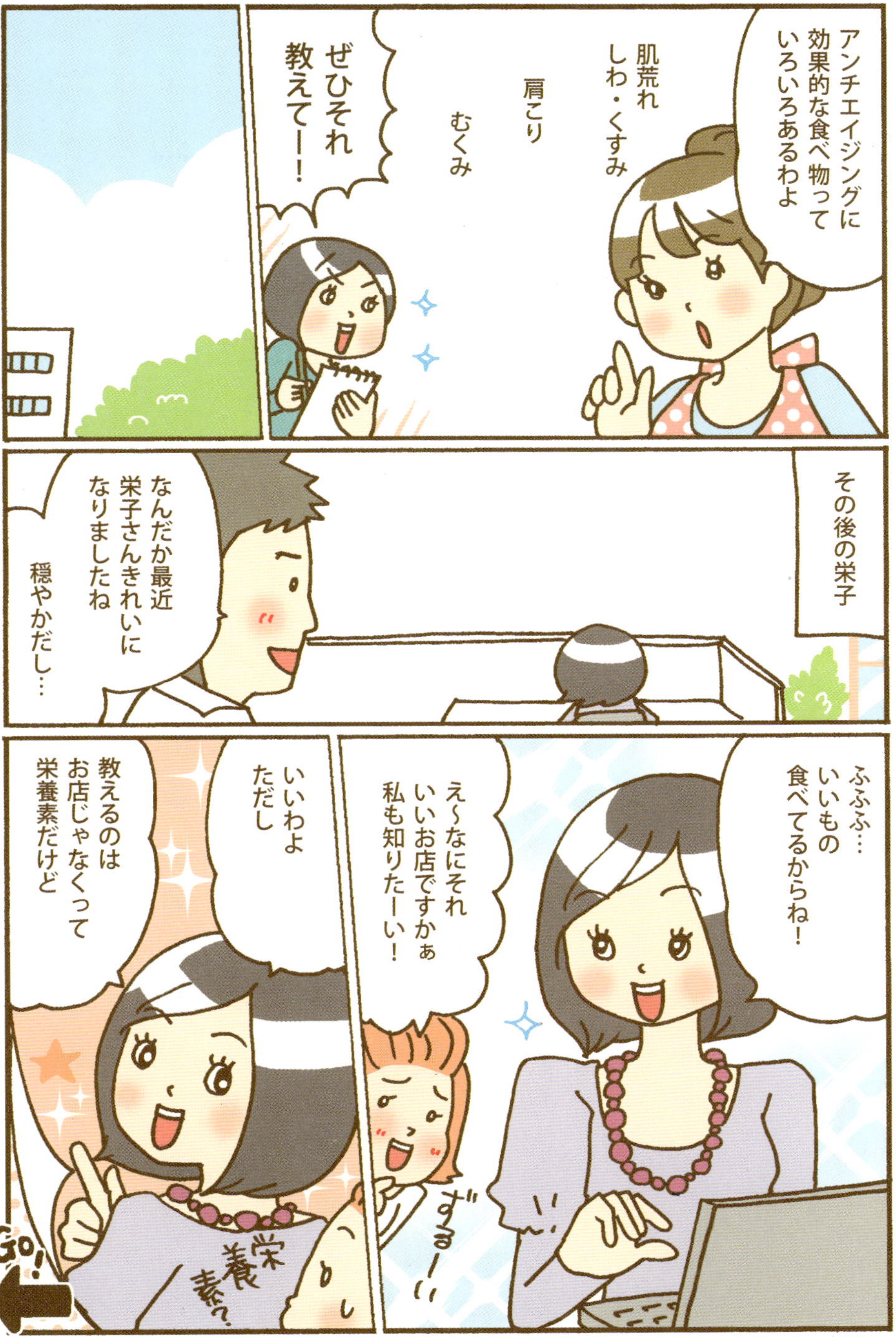
アンチエイジングに効果的な食べ物っていろいろあるわよ
肌荒れ
しわ・くすみ
肩こり
むくみ
ぜひそれ教えてーー！
その後の栄子
なんだか最近栄子さんきれいになりましたね
穏やかだし…
ふふふ…いいもの食べてるからね！
え～なにそれいいお店ですかぁ私も知りたーい！
ずるーい
いいわよただし
教えるのはお店じゃなくって栄養素だけど
栄養素？
GO!

ストレス

バランスのよい食事と質のよい睡眠に カルシウム、マグネシウムを

症状

肉体的にも精神的にもストレスがたまると、イライラ、緊張、無気力、物忘れなどが起こりやすくなります。自律神経失調症や肩こり、胃潰瘍、下痢、便秘など、体の不調として現れることも。放置しておくと、神経症やうつ病などに移行することがありますので、早めの対策が必要です。

栄養対策

ストレスを解消するためには、バランスのよい食事で十分な栄養を補給し、質のよい睡眠をとることが基本です。そのうえで、ストレスを感じると大量に消費される、たんぱく質やビタミンB群、ビタミンCをしっかり補いましょう。

また、不安やイライラをしずめる効果のあるカルシウムやマグネシウムを普段より多めに摂るようにします。とくにマグネシウムは、精神を安定させる神経物質のセロトニンの生成に必要で、マグネシウム自体にも抗ストレス作用があるため、欠かさないようにしましょう。

効果的な食材

カシューナッツ

ストレスで急激に減少するたんぱく質やビタミンB₁をはじめ、マグネシウムが豊富に含まれています。ストレスが多い人は、常備して間食するのがオススメです。

小松菜

小松菜にはカルシウムが多く、ストレスによるイライラをしずめるのに効果的です。ビタミンCも豊富で、ストレス耐性を高めてくれます。ビタミンCは水に溶けやすいため、ゆでるときは短時間にとどめましょう。

ひじき

精神安定に欠かせないマグネシウムとカルシウムがたっぷり。いずれも摂りすぎて不調を起こす栄養素ではないので、積極的に食べるようにしましょう。

その他

かつお、まぐろ、大豆には、たんぱく質と、たんぱく質の吸収を高めるビタミンB₆が多く含まれています。

第4章・心と体の不調を整える栄養レシピ

カシューナッツの
フルーツチーズカナッペ

材料（2人分）
カシューナッツ ………… 20g
好みのドライフルーツ
（マンゴー、いちじく、アプリコット、レーズンなど）… 20g
※今回はレーズンといちじくを使用。
クリームチーズ ………… 100g
はちみつ・ラム酒……… 各大さじ1
ハードタイプのパン …… 4切れ
飾り用のカシューナッツ… 適量

作り方
❶ カシューナッツ、ドライフルーツは細かく切る。クリームチーズは常温にもどしておく。
❷ ①のクリームチーズ、はちみつ、ラム酒を練り合わせ、①のカシューナッツ、ドライフルーツを加えて和える。
❸ ハードタイプのパンに②を塗り、カシューナッツをトッピングする。

栄養ワンポイント
ストレスで減少するビタミンB群をカシューナッツで、たんぱく質をクリームチーズで補います。

小松菜のナムル

材料（2人分）
小松菜……………………… 4株
塩…………………………… 適量
A ┌ 白炒りごま・しょう油・ごま油…………… 各小さじ1
　└ 塩………………………… 適量
白炒りごま ……………… 少々

作り方
❶ 小松菜は塩ゆでし、冷水にとる。水気を絞り、幅5cmに切る。
❷ ボウルに小松菜を入れ、Aを加えて和える。器に盛り、白炒りごまをトッピングする。

栄養ワンポイント
小松菜とごまには、ストレスによるイライラをしずめるカルシウムがいっぱい！

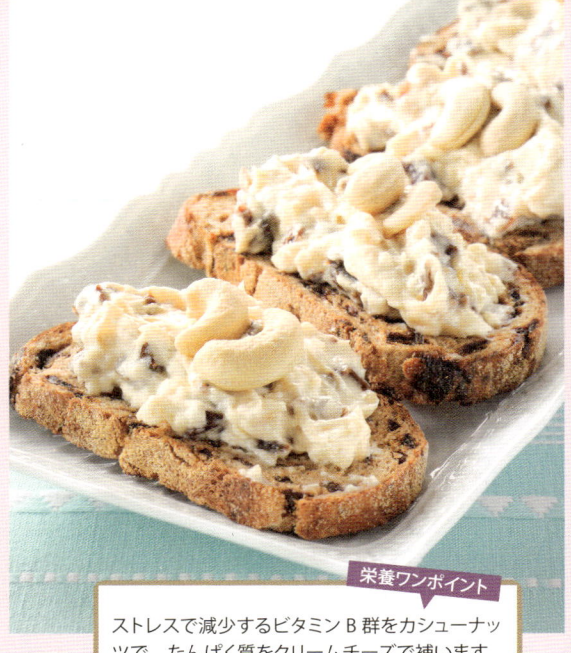

ひじきの土鍋ごはん

材料（2人分）
ひじき……………………………… 20g
米…………………………………… 1.5合
干ししいたけ・ベーコン ……………… 各2枚
にんじん…………………………… 1/4本
油揚げ……………………………… 1枚
ごま油……………………………… 小さじ2
干ししいたけの戻し汁 ……………… 1/2カップ
A　みりん・砂糖・しょう油・酒 …… 各大さじ1/2
B ┌ だし汁 ………………………… 1 1/2カップ
　└ 塩 …………………………… 小さじ1/2
長ねぎの小口切り ………………… 適量

作り方
❶ 米はといで20分浸水させ、ザルにあげておく。
❷ 干ししいたけとひじきは水でもどし、にんじん、油揚げ、干ししいたけ、ベーコンは幅1cmの短冊切りにする。
❸ 土鍋にごま油を熱し、①と②を炒める。そこに干ししいたけの戻し汁、Aを加え、煮汁がなくなるまで煮詰める。
❹ ③にBを加え、ふたをして強火にかけ、沸騰したら弱火で15分加熱する。火を止めて10分ほど蒸らす。器に盛り、長ねぎの小口切りをトッピングする。

肩こり

ビタミンB群で疲労物質を分解し、ビタミンC・E、鉄で血流をアップ

症状

肩こりは、おもに血行不良が原因で起こり、後頭部から肩にかけての筋肉に、張りやコリを感じます。ひどいときは、肩や手がしびれたり、頭痛やめまい、吐き気などに見舞われることもあります。

栄養対策

肩こりを解消するためには、血液中にたまった疲労物質の乳酸を分解し、血行をよくすることがポイントです。乳酸を分解するためには、代謝をスムーズにするビタミンB群をしっかり摂取しましょう。血行改善には、血管を広げる働きのあるビタミンEと、全身の血液に酸素を運ぶ鉄、その吸収をサポートするビタミンCやクエン酸が効果的です。逆に、塩分は体液濃度を上げて血行不良を引き起こすので控えめに。体は冷えると血流が悪くなりますから、普段から冷たい飲み物より温かい飲み物を、野菜はサラダより温野菜や煮物を食べるなど、気をつけましょう。

効果的な食材

ごま

筋肉の疲労を改善するビタミンB₁と、血液の循環を高めるビタミンEが豊富に含まれ、肩のこりを内側からほぐします。生では栄養の吸収率が悪いので、必ず炒って使いましょう。

梅干し

梅干しのクエン酸は、疲労物質の乳酸を分解、血流を改善。鉄分の吸収を助けて全身に血液を運び、肩こりを解消します。昔から、「梅はその日の難のがれ」といわれ、強力な疲労回復効果が知られています。

グレープフルーツ

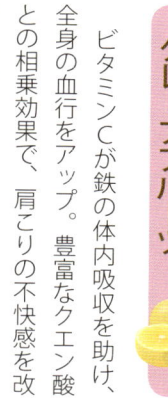

ビタミンCが鉄の体内吸収を助け、全身の血行をアップ。豊富なクエン酸との相乗効果で、肩こりの不快感を改善します。

その他

唐辛子のカプサイシン、ねぎ類やにんにくに含まれるアリシンが、血行をよくして体を温めます。

鶏のごま揚げ

材料（2人分）

鶏むね肉	1枚
A　酒・しょう油・ごま油	各小さじ1
溶き卵	1個分
白炒りごま・黒炒りごま	各適量
サラダ菜・ミニトマト・揚げ油	各適量

作り方

❶ 鶏肉は薄くそぎ切りにし、Aをもみ込んで5分置き、溶き卵をつける。
❷ ①の半量に白炒りごま、残りの半量に黒炒りごまをつけて押さえつける。
❸ 170℃の揚げ油で②をカラッと揚げ、油をきる。サラダ菜とミニトマトを添えた器に盛る。

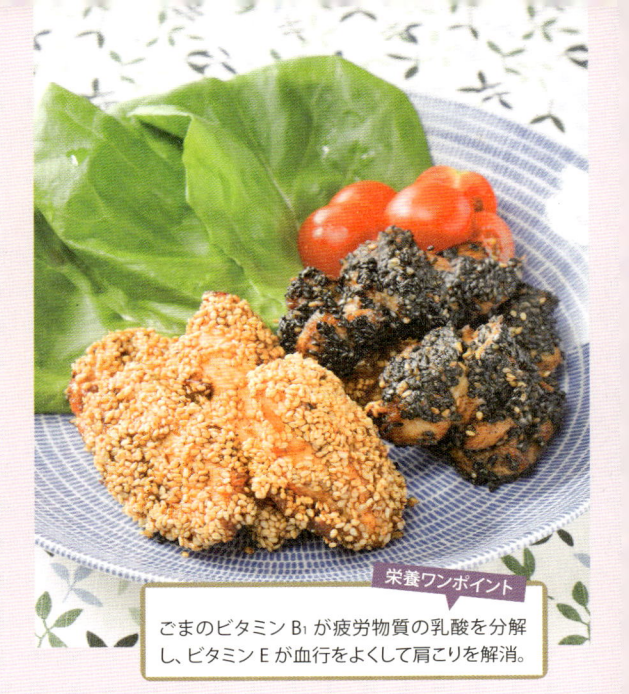

栄養ワンポイント
ごまのビタミンB₁が疲労物質の乳酸を分解し、ビタミンEが血行をよくして肩こりを解消。

グレープフルーツレアチーズケーキ

材料（18cm型1台分）

グレープフルーツ（ルビー・ホワイト）	各1個
グラハムクラッカー	100g
バター	40g
クリームチーズ	200g
A　グランマルニエ・水	各大さじ2
粉ゼラチン	8g
B　プレーンヨーグルト	1カップ
砂糖	大さじ7
グレープフルーツ果汁	大さじ3〜4
C　水	3/4カップ
砂糖	大さじ5
粉ゼラチン	5g
水	大さじ2
白ワイン	1/2カップ
ミントの葉	適量

作り方

❶ ビニール袋にグラハムクラッカーを入れてめん棒で叩き、電子レンジ（600W）で40秒加熱した溶かしバターを加えてもみ、型に敷き込んで冷蔵室で冷やしておく。
❷ グレープフルーツは上下を少し落とし、皮をむき、薄皮の間に包丁を入れて実を外し、残った皮を手でギュッと絞って果汁をとっておく（材料Bで使用）。
❸ Aのグランマルニエと水に粉ゼラチンをふり入れ、電子レンジ（600W）で30秒加熱し溶かす。
❹ 室温で柔らかくしたクリームチーズをボウルに入れ、泡立て器でクリーム状に混ぜ、B、③を加えてさらに混ぜる。
❺ ④のボウルに氷水を当ててゴムベラで混ぜ、とろみがついたら、①の型に流し入れる。その上に②のグレープフルーツをルビー、ホワイト交互に円形に並べ、冷蔵室で冷やしかためる。
❻ ゼラチンは水にふり入れふやかし、鍋にCを入れて火にかけ、沸騰直前で火を止めてゼラチンを溶かす。白ワインを加えて混ぜる。
❼ ⑤の表面に⑥を流す。冷蔵室で約3時間冷やしかためる。型から出し、ミントの葉をあしらう。

森崎先生のおいしいポイント
見た目もきれいな本格派レアチーズケーキ。時間はかかりますが、その分おいしく感じます。

目の疲れ

「目のビタミン」のビタミンAにアントシアニン、タウリンをプラス

症状

目が疲れると、目の痛み、かすみ、充血、焦点がぼやけるなどの症状が現れます。ひどいときは、頭痛や肩こり、吐き気を伴うことがあります。緑内障や白内障でも目が疲れることがありますので、注意が必要です。

栄養対策

目の疲れを解消するには、「目のビタミン」といわれるビタミンAが不可欠です。ビタミンAは、目の粘膜を潤して、網膜を守ります。また、光を感知するのに必要なロドプシンという成分として使われ、不足すると夜盲症になります。ブルーベリーなどの青紫色の成分であるアントシアニン、たこなどに含まれるタウリンも、目の疲れを癒します。

水晶体を健康に保つには、コラーゲンも必要です。コラーゲンは、たんぱく質を摂ることで補えます。ビタミンB6はたんぱく質の代謝を助け、目の健康をサポートします。栄養対策以外では、目を使いすぎたと感じたときに、目の上に蒸しタオルをのせてみてください。血行がよくなり、疲れが緩和されます。

効果的な食材

プルーン

プルーンにはアントシアニンがたっぷり含まれ、ロドプシンの再合成を助けて、目の疲れを軽減します。

あさり

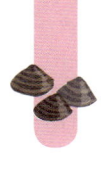

タウリンは、網膜細胞の機能を正常に保つのに必須の成分です。あさりの旬の2〜4月はタウリンの量も増えるので、積極的に食べるようにしましょう。

にんじん

にんじんに豊富なβ-カロテンは、体内でビタミンAに変わり、疲れ目を癒します。中サイズの2分の1本で、1日に必要な摂取量を補えます。ビタミンAは油と一緒に摂ると吸収率が高まるので、炒め物や揚げ物がオススメです。

その他

ビタミンAはレバーやうなぎ、卵などに、タウリンは、牡蠣やたこにも多く含まれています。

プルーンと鶏のイタリアン煮込み

材料（2人分）
- ドライプルーン ………… 6個
- 鶏もも肉 ……………… 1枚
- トマト ………………… 1個
- バター ………………… 大さじ1
- 顆粒コンソメ・すりおろしにんにく・しょう油 ………… 各小さじ1
- A
  - 赤ワイン …………… 大さじ4
  - バルサミコ酢 ……… 大さじ2
  - 水 …………………… 1/2カップ
- 塩・黒胡椒・イタリアンパセリのみじん切り ………… 各少々

作り方
1. 鶏肉はひと口大に切る。トマトはざく切りにしておく。
2. 厚手の鍋にバターとにんにくを入れて炒め、香りが出たら鶏肉を皮目から入れてこんがり焼き色をつける。
3. ②に、A、トマト、プルーン、コンソメ、しょう油を加え弱火で30分煮込む。
4. ふたをあけて少し煮詰め、塩、黒胡椒で味を調え、パセリをあしらう。

森崎先生のおいしいポイント
眼精疲労に効果的なアントシアニンを含むプルーンが、バルサミコ酢とともに味に深みをプラス。

キャロットライス

材料（2人分）
- にんじん ……………………… 1本
- 米 ……………………………… 2合
- A
  - 顆粒コンソメ ……………… 小さじ2
  - 白ワイン …………………… 大さじ2
  - ローリエ …………………… 2枚
- 塩・黒胡椒・パセリのみじん切り … 各少々

作り方
1. 米はといで20分浸水させ、ザルにあげる。にんじんは皮ごとすりおろす。
2. 炊飯器に、①の米とAを入れ、水を2合の目盛りより少なめに加える。①のにんじんを加えて混ぜ、普通に炊く。
3. 炊きあがったら全体を混ぜ、塩・黒胡椒で味を調える。パセリのみじん切り、好みでさらに黒胡椒をトッピングする。

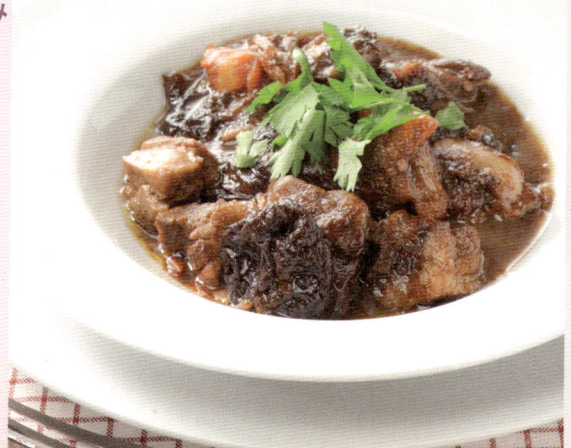

あさりとトマトのシチュー

材料（2人分）
- あさり ………………………… 200g
- 玉ねぎ・にんじん …………… 各1/2個
- しめじ ………………………… 1/2パック（50g）
- じゃがいも …………………… 1個
- A　オリーブオイル・バター …… 各大さじ1
- すりおろしにんにく・しょう油 … 各小さじ1
- B
  - ホールトマト・水 ………… 各200g
  - 白ワイン …………………… 大さじ2
  - 顆粒コンソメ ……………… 小さじ2
- 塩・黒胡椒・パセリのみじん切り … 各少々

作り方
1. 玉ねぎは薄切りに、にんじんはいちょう切りに、しめじは石突をとってほぐし、じゃがいもはひと口大に切る。
2. 鍋にA、にんにくを入れて香りが出るまで炒め、玉ねぎを加えて炒める。透明になったらあさり、①のにんじん、しめじ、じゃがいもを加えて炒める。
3. Bを加えて煮立ったら弱火で約15分煮込む。しょう油を加え、塩・黒胡椒で味を調える。器に盛り、パセリのみじん切りをトッピングする。

夏バテ

疲労物質を減らすビタミンB_1は、硫化アリルで吸収率をアップ

症状

暑さや湿気で体調を崩すと、疲れ、倦怠感、めまい、立ちくらみ、食欲不振、下痢や便秘などが起こります。冷房の効きすぎた部屋に長時間いても、自律神経失調症から、夏バテの症状が出ることがあります。

栄養対策

夏バテによる疲れや倦怠感を解消するには、クエン酸やビタミンB_1が効果的です。クエン酸は、柑橘類や梅干しなどに含まれる酸味成分で、ビタミンB_1とともに、体内の疲労物質の乳酸を減少させます。ビタミンB_1は、にんにくやねぎ類に含まれる硫化アリルやアリシンと一緒に摂ると、吸収率がアップします。暑さのストレスにより消費されるビタミンCも、しっかり摂って、心も体もバテないようにしましょう。

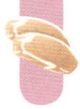

水分補給も必要ですが、甘すぎたり冷たすぎる飲み物は、胃腸を弱めるので注意してください。暑いときに飲みたくなるビールなどのアルコール類は、利尿作用があり、水分補給には向きません。

効果的な食材

ゴーヤ

苦味成分のククルビタシンには、食欲を増す働きがあり、ビタミンCをはじめビタミンやミネラルも豊富。夏バテ対策にぴったりな夏野菜です。

豚肉

食品全体の中でもトップクラスのビタミンB_1量で、含まれるたんぱく質とともに、疲労を回復してくれます。

レモン

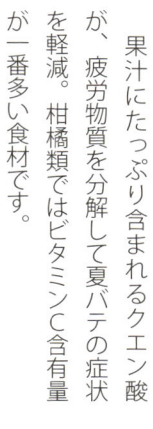

果汁にたっぷり含まれるクエン酸が、疲労物質を分解して夏バテの症状を軽減。柑橘類ではビタミンC含有量が一番多い食材です。

その他

酢、梅干し、キウイ、柑橘類にはクエン酸が多いので、暑い時期は交代で毎日摂るようにしたいもの。また、うなぎには、たんぱく質やビタミンB_1をはじめ、ビタミンやミネラルが豊富。消化吸収もよく、土用の丑の日にうなぎを食べるのは理にかなった風習です。

第4章・心と体の不調を整える栄養レシピ

ゴーヤと豚肉の スパイス炒め

材料（2人分）
ゴーヤ	1/2 本
豚薄切り肉	150g
赤・黄パプリカ	各 1/2 個
玉ねぎ	1/4 個
すりおろしにんにく	小さじ 1
サラダ油	大さじ 1
クミン	小さじ 1/4
塩・黒胡椒	各少々

作り方
❶ ゴーヤは縦半分に切り、さらに幅5mmに、豚肉は幅3cmに、パプリカはせん切りに、玉ねぎは薄切りにする。

❷ フライパンににんにく、サラダ油、クミンを入れて火にかけ、香りがたったら、豚肉を炒める。

❸ ②に玉ねぎ、ゴーヤ、パプリカを加えて炒め、塩・黒胡椒をふって味を調える。

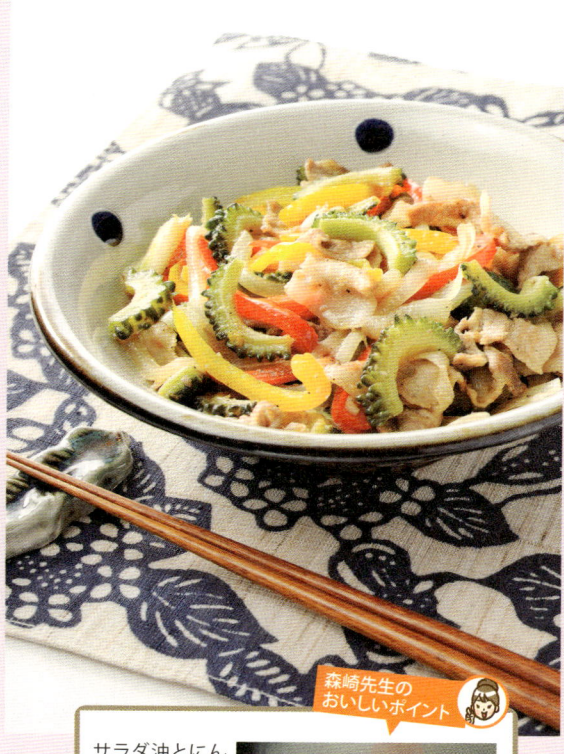

森崎先生のおいしいポイント
サラダ油とにんにくを炒め合わせたところにクミンを入れると、素材に味がよくからみます。

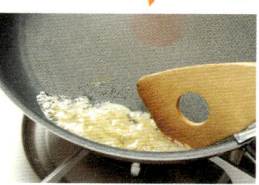

自家製レモンスカッシュ

材料（作りやすい分量）
レモン	3 個
砂糖	200g
酢	2 カップ
クローブ	4 粒
炭酸水	適量

作り方
❶ レモンは薄い輪切りにし、煮沸消毒したビンに入れる。

❷ ①に砂糖、酢、クローブを加え、ふたをして1日置く。砂糖が溶け残っていたらふって溶かす。

❸ 好みの濃度で炭酸水で割って飲む。

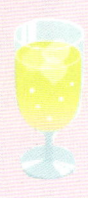

栄養ワンポイント
爽やかな香りとビタミンC、クエン酸の相乗効果で疲れた体をリフレッシュ！

二日酔い

アセトアルデヒドを排出するため水分、アミラーゼ、タンニンを補給

症状

お酒を飲みすぎた翌日に、頭痛や胃痛、吐き気、めまいなどが起こるのが二日酔いです。アルコールは、肝臓でアセトアルデヒドに分解されたあと、最終的に二酸化炭素と水として体外に排出されますが、肝臓で処理しきれないアセトアルデヒドが、血中で増加して症状を引き起こします。

栄養対策

二日酔いの一番の解消法は、アセトアルデヒドを早く体外に出すこと。そのためには、水分をしっかり補給し、血中のアセトアルデヒドを薄めて、尿と一緒に排出するよう促します。消化酵素のアミラーゼやポリフェノールの一種のタンニンも、アセトアルデヒドが体外に排出されるのを助けます。また、タウリンやクルクミンは、肝機能を高めて二日酔いの解消を早めます。

胃痛や吐き気を改善するためには、痛んだ胃の粘膜を再生・保護するたんぱく質、ビタミンA・C・Eを摂りましょう。

効果的な食材

かぶ

白い根に含まれる消化酵素のアミラーゼはジアスターゼとも呼ばれ、胃腸薬にも入っている成分で、胃痛や食欲不振に効果的です。熱に弱いので、生食がオススメ。

しじみ

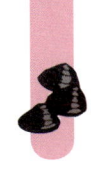

肝臓の機能を高めるタウリンは、水に溶けやすいので、味噌汁にしたときは汁をしっかり飲みましょう。

緑茶

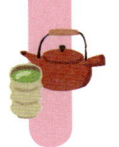

緑茶に多いタンニンは、アルコールやアセトアルデヒドと結合して、体外に排出するのを助けます。カフェインは、二日酔いの頭痛を解消します。

その他

柿は渋味のもとのタンニンが二日酔いを解消し、ビタミンCは胃の粘膜を修復。グレープフルーツは、フルクトースという糖分が、アセトアルデヒドを分解し、クエン酸が消化を助けます。うこんの黄色い色素に含まれるクルクミンは、肝臓の働きを高めます。

かぶの即席和風シチュー

材料（2人分）

かぶ	2個（正味150g）
かぶの葉	100g（かぶ約2個分）
牛こま切れ肉	100g
バター	大さじ1
小麦粉	大さじ2
A 調整豆乳	1カップ
水	1/2カップ
顆粒コンソメ	小さじ2
味噌	大さじ1
塩・胡椒	各少々

作り方

❶ かぶは皮付きのままひと口大に、葉は幅5cmに切る。牛肉はひと口大に切る。

❷ フライパンにバターを熱し、牛肉を炒める。色が変わったら、かぶとかぶの葉を炒め、小麦粉をふってさらに炒める。

❸ ②にAを加え、ふたをして弱火で7分煮込む。

❹ 味噌を溶き入れ、塩・胡椒で味を調え、器に入れる。

栄養ワンポイント

かぶの根に含まれるアミラーゼが、胃の粘膜を再生。葉も使ってビタミンもしっかり補います。

しじみ汁

材料（2杯分）

しじみ	200g
水	2カップ
長ねぎ	1/4本
A 酒	大さじ2
しょう油	小さじ1
塩	少々
粉山椒	適宜

作り方

❶ しじみは殻と殻をこすり合わせるようにしてよく洗い、ザルにあげる。長ねぎは斜め薄切りにする。

❷ 鍋にしじみと水を入れて強火にかけ、アクをすくって長ねぎとAを加える。

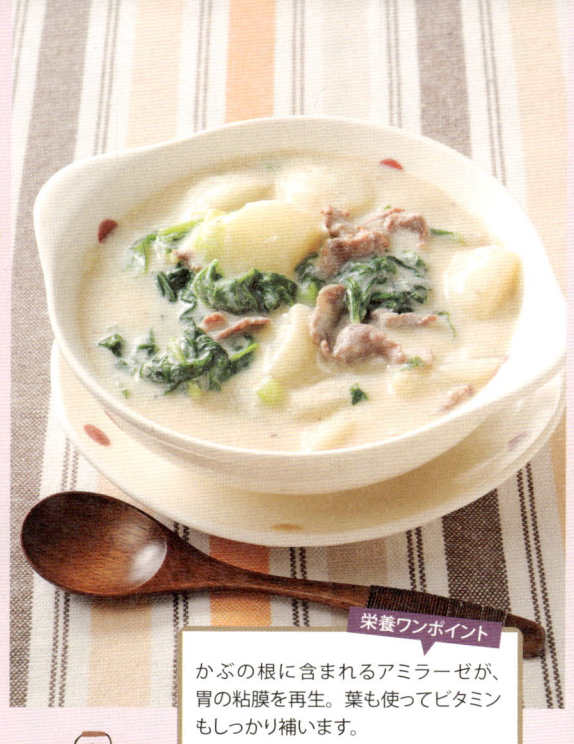

❸ 煮立ったら塩で味を調え、器に注ぎ、好みで粉山椒をふる。

緑茶ゼリー

材料（2個分）

粉ゼラチン	5g
水	大さじ4
A 水	1 1/2カップ
砂糖	大さじ4
緑茶のティーパック	2個
黒蜜	適量

作り方

❶ 粉ゼラチンは水にふり入れてふやかす。

❷ 鍋にAを入れて火にかけて温め、砂糖が溶けたら火を止めて①を溶かし、ティーパックを入れてふたをして3分蒸らす。

❸ あら熱がとれたら容器に流し、冷蔵室で1時間冷やしかためる。黒蜜をトッピングする。

栄養ワンポイント

緑茶のタンニンは、二日酔いの原因物質のアセトアルデヒドを体外に排出するのを強力サポート！

不眠

セロトニンを増やす動物性たんぱく質、ビタミンB₆、マグネシウムで快眠を

症状

おもな不眠の症状は、寝つきが悪い（入眠障害）、夜中に目が覚める（中途覚醒）、朝早く目が覚めてしまう（早朝覚醒）、熟眠障害の4タイプがあります。不眠以外に、集中力の低下や倦怠感、食欲低下などの症状が出たときは、うつ病などの病気の可能性もありますので、早めに専門医を受診しましょう。

栄養対策

質の高い睡眠を確保するためには、脳の興奮状態をしずめ、精神を安定させる必要があります。そのためには、神経伝達物質のセロトニンを増やすのが効果的です。セロトニンは、必須アミノ酸のトリプトファンから合成されるので、必須アミノ酸を多く含む動物性たんぱく質をしっかり摂りましょう。ビタミンB₆とマグネシウムも、セロトニンを増やす働きがあります。ビタミンB₁とカルシウムは、自律神経を整え、精神を安定させるため、意識して摂るとよいでしょう。寝る前にカフェインやアルコールを摂取すると、脳が興奮して睡眠の妨げになりますので、避けましょう。

効果的な食材

チーズ

動物性たんぱく質が豊富に含まれ、セロトニンを増やします。鎮静作用のあるカルシウムも多く、ダブル効果で不眠を解消。カルシウムは、とくにパルメザンとエメンタールに豊富です。

桜えび

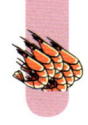

天然の精神安定剤といわれるカルシウムがたっぷり。興奮した脳をしずめて眠りを誘います。マグネシウムも豊富で、カルシウムの吸収を助けます。

セロリ

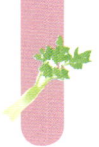

セロリの爽やかな香りは、アピインという成分由来のもの。神経系に働きかけ、気持ちを落ち着かせる鎮静作用があります。

その他

カモミール、ラベンダー、ペパーミントのハーブティは、精神を安定させて眠りの質を高めます。

餃子の皮で簡単ピザ

材料（作りやすい分量）

ピザ用チーズ	適量
玉ねぎ	1/4個
ピーマン	1個
ミニトマト	4個
ハム	4枚
餃子の皮	15枚
A［ マヨネーズ・トマトケチャップ・粒マスタード	各大さじ1 ］
パセリのみじん切り・黒胡椒	各少々

作り方

❶ 玉ねぎは薄切りに、ピーマンは輪切りに、ミニトマトは縦に4等分に、ハムは細切りにする。

❷ フライパンに餃子の皮を円形になるように重ねながら並べ、Aを塗る。

❸ ②に①とピザ用チーズを散らしてふたをし、弱火で7分蒸し焼きにする。

❹ ふたをあけ、中火で皮がきつね色になるまで焼く。パセリ、黒胡椒を散らす。

> **森崎先生のおいしいポイント**
> 餃子の皮をピザの生地にするアイデア料理。枚数を重ねるとよりもちもち食感に！

セロリ入りクラムチャウダー

材料（2人分）

セロリ	1本
ベーコン	2枚
オリーブオイル	大さじ1
小麦粉	大さじ3
あさり	200g
水・牛乳	各1 1/2カップ
顆粒コンソメ	小さじ2
塩・胡椒・粉チーズ・ドライパセリ	各少々

作り方

❶ ベーコンは細切りに、セロリは1cm角のさいの目切りにする。

❷ 鍋にオリーブオイルを熱し①を炒める。セロリが透き通ってきたら小麦粉をふり入れ炒める。

❸ ②にあさりと水、牛乳、顆粒コンソメを加え7分ぐらい煮る。塩・胡椒で味を調え器に盛り、粉チーズ、パセリをトッピングする。

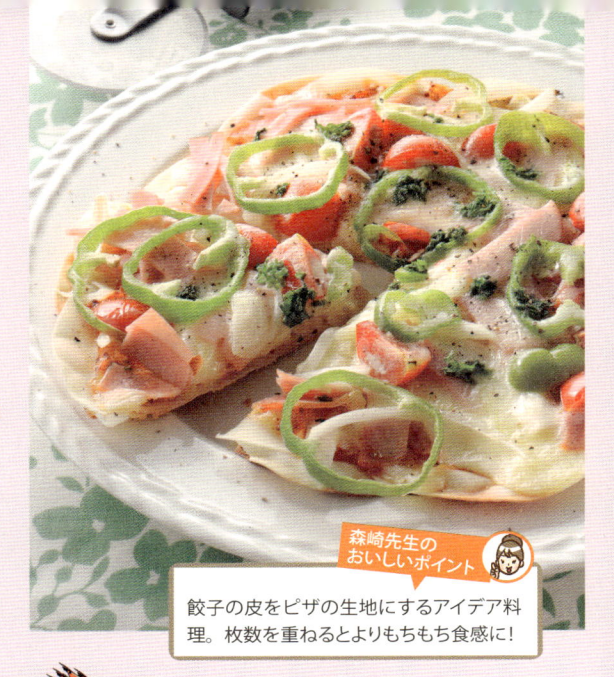

エスニックそうめんチャンプルー

材料（2人分）

A［ 桜えび	大さじ4
むきえび	100g
溶き卵	1個分 ］
そうめん	150g
豚バラ肉	150g
にんにくすりおろし	小さじ1
玉ねぎ	1/2個
もやし	1/2袋
にら	1/2束
ごま油	大さじ1
B［ レモン汁・ナンプラー	各大さじ2
砂糖	小さじ1
トマトケチャップ・オイスターソース	各大さじ1 ］
パクチー	適宜

作り方

❶ そうめんはゆでて水で締め、ザルにあげる。Bは合わせておく。玉ねぎは薄切りに、豚肉、にらは長さ3cmに切る。

❷ フライパンにごま油を熱し、にんにく、玉ねぎを炒め、香りが出たら豚肉を加えて炒める。

❸ Aを加えて炒り卵にし、①のそうめんとにら、もやし、Bを加えて炒め合わせる。器に盛り、好みでパクチーをトッピングする。

肌荒れ（にきび）

たんぱく質、ビタミンB群・Eが肌の再生を促し、つやのある肌に

症状

肌荒れは、にきびなどで肌が凸凹し、キメが粗くなった状態です。にきびは、皮脂の汚れや角質などで毛穴がふさがれ、アクネ菌が繁殖して炎症を起こしてできます。色は白や黒、赤といろいろで、痛みをともなうこともあります。ひどくなると、跡が残ることがありますので、早めに対策をしましょう。

栄養対策

ビタミンB群とEで、皮膚の新陳代謝を早めて、荒れた肌を正常に戻します。なかでもビタミンB_2は、皮脂の分泌を抑えてにきびを防ぐ役割をするため、にきび対策には必須です。脂質の摂りすぎは、にきびをできやすくするので控えめに。肌細胞を作るコラーゲンのためには、たんぱく質をしっかり摂ること。

便秘は腸内に老廃物がたまるため、肌荒れの原因となります。食物繊維をたっぷり摂って、改善に努めましょう。また、肌にとっては、睡眠も重要です。肌を再生させる成長ホルモンは、睡眠中に分泌されますから、睡眠不足にならないよう気をつけましょう。

効果的な食材

高野豆腐

別名は、凍り豆腐。大豆イソフラボンが肌の新陳代謝を高め、肌荒れを改善。たんぱく質がコラーゲンのもととなり、肌のキメを整えます。

アボカド

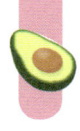

ビタミンEが、果物の中では抜群に多く含まれ、肌の再生を強力にサポート。にきびを予防するビタミンB_2も豊富です。

納豆

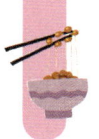

納豆に多い亜鉛は、肌の再生を促し、コラーゲンの生成にも欠かせないミネラルです。ビタミンB_2とB_6も多く、皮脂の分泌を抑えてにきびによる肌荒れから肌を守ります。

その他

牛乳、豆乳は、たんぱく質、ビタミンやミネラルが豊富で、コラーゲンを作り、肌のキメを整え潤いを与えます。

高野豆腐のハンバーグ

材料（2人分）

高野豆腐（乾燥）	2個
玉ねぎ	1/4個
青じそ（大葉）	8枚
豆乳	1/2カップ
鶏ひき肉	150g
卵	1個
塩	小さじ1/2
黒胡椒・大根おろし	各適量
ごま油	大さじ1
A しょう油・酒・水	各大さじ2
砂糖・みりん	各大さじ1

作り方

❶ 玉ねぎはみじん切りにする。青じその半量はせん切りにする。

❷ 高野豆腐はすりおろしてボウルに入れ、豆乳をかけて10分置いてふやかす。

❸ ②に鶏肉、玉ねぎ、卵、塩、黒胡椒を加え、手で粘りが出るまで練り混ぜ、2等分し俵型に成形する。

❹ フライパンにごま油を熱し、③をきつね色に焼き、裏返してふたをして弱火で4分蒸し焼きにする。

❺ ④にAを加えて味をからめ、とろみがついたら火を止める。青じそを敷いた器に盛り、大根おろしと①のせん切りの青じそをトッピングする。

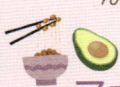

森崎先生のおいしいポイント

肌のキメを整える高野豆腐をすりおろしてパン粉代わりに使い、コクのある味に。

アボカドの納豆和え

材料（2人分）

アボカド	1個
納豆（タレ付）	1パック
ねりわさび	小さじ1/2
しょう油	大さじ1
刻みのり	適量

作り方

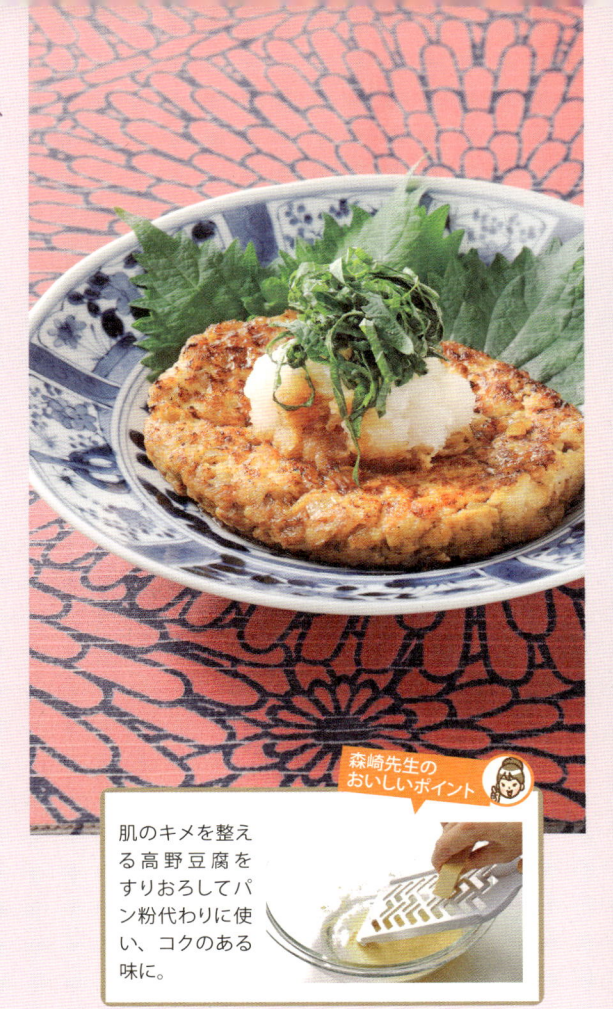

❶ アボカドはひと口大に切る。

❷ 納豆にねりわさび、しょう油、付属のタレを加え混ぜ合わせる。

❸ ②に①を和えて器に盛り、刻みのりをトッピングする。

栄養ワンポイント

納豆のビタミンB_2が皮脂の分泌を抑え、大豆イソフラボンが肌の再生を促します。

肌のしわとたるみ

コラーゲンとビタミンCを、鉄と葉酸がサポートし、張りと弾力が復活

症状

年齢とともに、肌の弾力や張りがなくなり、しわやたるみとなって現れます。皮脂が減って、水分をキープできなくなることも一因で、紫外線やストレス、空気の乾燥などにより症状が進行します。

栄養対策

肌の弾力や張りには、たんぱく質を十分に摂って、コラーゲンを補うことが不可欠。ビタミンCは、コラーゲンの吸収を促し、しわの原因となる紫外線から肌を守る役割もありますので、たっぷり補いましょう。鉄と葉酸は、ビタミンCと一緒に摂ると、抗酸化作用を高めて肌の老化を予防。ビタミンEを摂ることで、さらに抗酸化効果が高まります。また、唾液の中にはパロチンという成長ホルモンが含まれ、皮膚の若返りを助けます。食べるときは、よくかむことを意識して、唾液の分泌を促しましょう。たばこのニコチンや、過剰な糖分は、肌の老化を早めるので避けたいものです。

効果的な食材

ブロッコリー

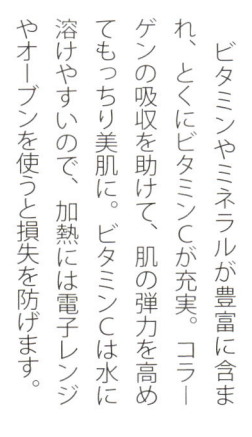

ビタミンやミネラルが豊富に含まれ、とくにビタミンCが充実。コラーゲンの吸収を助けて、肌の弾力を高めてもっちり美肌に。ビタミンCは水に溶けやすいので、加熱には電子レンジやオーブンを使うと損失を防げます。

鶏ささ身

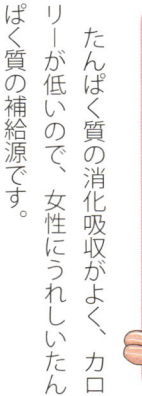

たんぱく質の消化吸収がよく、カロリーが低いので、女性にうれしいたんぱく質の補給源です。

きくらげ

鉄が多く、ビタミンCと摂ると抗酸化力がアップ。新陳代謝を高める亜鉛も多く、肌をみずみずしく保つのを助けます。きくらげには黒と白がありますが、白きくらげのほうがビタミンより多く、美肌効果大です。

その他

トマトは紫外線から肌を守るビタミンCとともに、赤い色素成分のリコピンが、肌の酸化を防いでぷるぷる素肌を作ります。

ブロッコリーのパングラタン

材料（2人分）

ブロッコリー	1/2株
食パン（6枚切り）	1枚分
玉ねぎ	1/2個
バター	大さじ2
薄力粉	大さじ5
牛乳	1 1/2カップ
塩・胡椒	各少々
A ピザ用チーズ	適量
A パン粉	大さじ1

作り方

① 食パンはひと口大に切る。玉ねぎはみじん切りにする。

② フライパンにバターを熱し、①の玉ねぎを加えてしんなりするまで炒め、薄力粉を加えて炒め合わせる。

③ ②に牛乳を少しずつ加えながら混ぜ合わせ、とろみがついたら塩・胡椒で味を調える。

④ 耐熱皿に食パン、ひと口大にさいたブロッコリーを並べ、③をかけ、Aをのせて200℃のオーブンで約15分焼く。

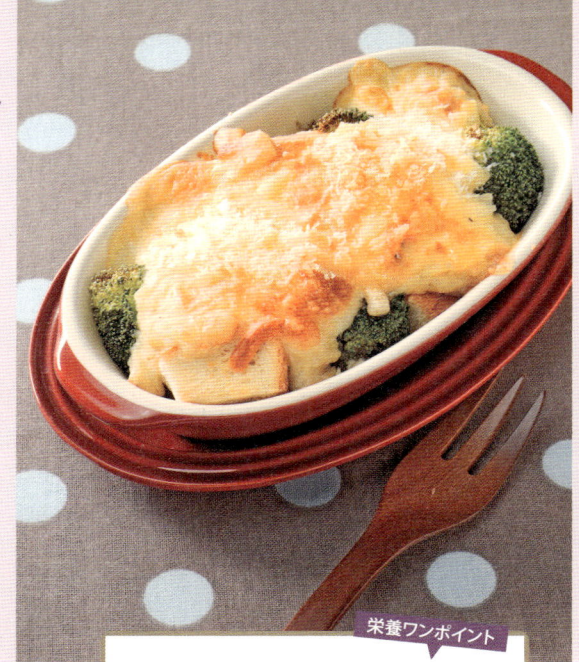

栄養ワンポイント
ブロッコリーは、美肌成分のビタミンCが豊富。下ゆでせずオーブンで焼いて、損失を抑えます。

ささ身の酒蒸し ねぎ塩ソース

材料（2人分）

鶏ささ身	2本
酒	大さじ2
塩・胡椒	各少々
A レタス	3枚
A きゅうり	1/2本
A 青じそ（大葉）	5枚
B 塩	小さじ1/2
B ごま油	大さじ1
B 長ねぎのみじん切り	大さじ2
B 黒胡椒	少々

作り方

① 鶏ささ身は筋をとり、耐熱皿に入れる。酒、塩・胡椒をふり、ラップをし電子レンジ（600W）で3分加熱する。手で細くさく。

② Aをせん切りにして器に盛り、②、混ぜ合わせたBをかける。

きくらげたっぷりチャプチェ

材料（2人分）

きくらげ（もどしたもの）	20g
乾燥春雨	40g
牛こま切れ肉	80g
A しょう油・酒・砂糖・みりん	各大さじ1/2
A すりおろしにんにく	小さじ1
ピーマン・赤ピーマン	各2個
塩・胡椒	各少々
ごま油	大さじ1
白炒りごま	小さじ2

作り方

① 春雨は熱湯（分量外）でもどして水気をしっかりときり、食べやすい長さに切る。牛肉はひと口大に切り、Aをもみ込んでおく。ピーマン、赤ピーマンは細切りにする。きくらげは小さめのひと口大に切る。

② フライパンにごま油を熱し、①の牛肉を入れて色が変わるまで炒める。次にピーマン、赤ピーマン、きくらげ、春雨を加えてよく炒め、塩・胡椒で味を調え皿に盛り、白炒りごまをふる。

むくみ

塩分を控えてカリウム、ビタミンB₁・E、クエン酸を摂取

症状

余分な水分や血液の老廃物が、体の末端組織にたまり、顔や手足がむくんだ状態になります。基本的には塩分の摂りすぎや血行不良などが原因で起こりますが、腎臓病や甲状腺の病気が隠れていることもあります。症状が重いときや食事で改善できないときは、専門医に相談してください。

栄養対策

基本対策は、塩分を控えめにして、余分な塩分を排出するカリウムを摂ることです。日本人の食事摂取基準（2010年版）の1日のナトリウム（塩分相当量）の目標値は、男性9g未満、女性7.5g未満ですから、この数値を目標にしましょう。普段から、塩辛い味付けや濃い味のものは控え、薄味を心がけます。

また、ビタミンB₁とクエン酸は、代謝を高めて水分や老廃物を排出するため、しっかり摂ること。ビタミンEは、血液の循環をよくすることで、むくみ解消をサポートします。

代謝や血行不良を改善するためには、適度な運動や入浴も効果的です。

効果的な食材

バナナ

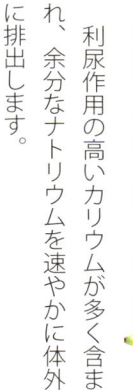

利尿作用の高いカリウムが多く含まれ、余分なナトリウムを速やかに体外に排出します。

きゅうり

青臭い香り成分のピラジンは、血液をサラサラにして、むくみのもとになる老廃物が体内にたまるのを防ぎます。カリウムも豊富で、体内の水分量を調節します。

グリンピース

豊富なビタミンB₁が代謝を高め、滞った水分や老廃物を排泄してむくみを解消します。ビタミンB₁は水溶性のため、スープなど、水に溶け出た分も摂取できるよう工夫しましょう。

その他

カリウムは、パセリ、アボカド、納豆などにも多く含まれています。ビタミンEはアーモンド、コーン油などの植物油に多く含まれます。

第4章・心と体の不調を整える栄養レシピ

シナモンバナナトースト

材料（2人分）

バナナ……………… 2本
食パン（6枚切り）…… 2枚
バター……………… 大さじ2
シナモン・グラニュー糖
　………………… 各適量
メープルシロップ・ミントの葉
　………………… 各適宜

作り方

① パンにバターを塗る。バナナは厚さ1cmの輪切りにしパンに並べる。
② ①にシナモン、グラニュー糖をふりかけ約5分トーストする。
③ 皿に盛り、好みでメープルシロップをかけ、ミントをあしらう。

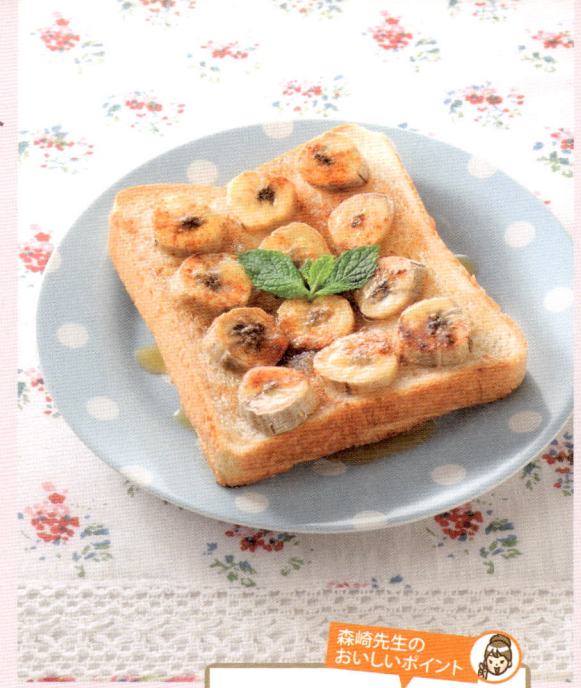

森崎先生のおいしいポイント
グラニュー糖を加熱してキャラメリゼすることで、美味しさをアップ。

きゅうりの中華和え

材料（2人分）

きゅうり…………… 2本
塩…………………… 大さじ1
A ┌ 酢………………… 大さじ2
　│ 砂糖・しょう油・ごま油
　│　……………… 各大さじ1
　└ ラー油…………… 適宜

作り方

① きゅうりは板ずり（きゅうりに塩をかけ手のひらでまな板の上でコロコロ転がして水洗い）する。めん棒で軽く叩き、幅5cmに切る。
② ボウルにAを混ぜ合わせ、①を加える。

栄養ワンポイント
きゅうりのピラジンとカリウムが、むくみのもとの老廃物と水分を体外に排出してくれます。

グリンピースの冷製スープ

材料（2人分）

グリンピース……………… 150g
オリーブオイル…………… 大さじ1
玉ねぎ……………………… 1/2個
水…………………………… 1 1/2カップ
顆粒コンソメ……………… 小さじ2
調整豆乳…………………… 1カップ
ごはん……………………… 50g
塩・胡椒…………………… 各少々

作り方

① 玉ねぎを薄切りにし、鍋にオリーブオイルを熱して炒める。
② 玉ねぎが透き通ったらグリンピース、水、顆粒コンソメを加え5分煮込む。
③ ②に豆乳、ごはんを加えてミキサーにかけ、塩・胡椒で調味する。

生理痛

ビタミンB6・E、イソフラボンで、生理痛や諸症状を軽減

症状

生理直前から生理前半にかけて、下腹部の鈍痛、腰痛、冷え、むくみ、倦怠感、吐き気、下痢などの症状が現れます。精神面でも多くの女性が、イライラして情緒不安定になる、集中力が低下するといった不調を感じます。

腹痛の原因は、生理直前から急激に子宮収縮ホルモンが分泌され、血液を子宮外に出す準備を始めるため。血管も収縮され、冷えやむくみなどを引き起こし、ホルモンの急激な変化により精神的に不安定になります。

栄養対策

症状を緩和するには、子宮の収縮をゆるめ、ホルモンのバランスを整えるビタミンB6や、血行をよくして生理痛を和らげるビタミンEを意識して摂ること。同時に腹巻などでお腹や腰を温めます。イソフラボンも、ホルモンの調整に効果的です。むくみがあるときは、カリウムを摂取し、塩分を控えましょう。イライラをしずめるには、カルシウムとマグネシウムをできるだけ一緒に摂ると、効果がアップします。

効果的な食材

ピーナッツ

ピーナッツには、ビタミンEが豊富に含まれ、生理痛を軽減してくれます。ビタミンB1は、糖質とたんぱく質の代謝を高めることで、むくみ解消に働きます。

あずき

ビタミンB6の含有量が高く、ホルモンを調整し、セロトニンを合成することで、さまざまな不快な症状を改善してくれます。また、ビタミンB1とカリウムも多く含まれ、体内の水分を調整してむくみを改善します。

みょうが

みょうがの香り成分のα-ピネンは、ホルモンのバランスを整え、血行を改善。マグネシウムの精神安定作用との相乗効果で、生理のときの辛い症状を緩和してくれます。α-ピネンには、食欲増進作用もあるので、生理中の食欲不振時に、薬味として上手に使いこなしましょう。

冷しゃぶ ピーナッツソース

材料（2人分）

- レタス ………………… 1/4 個
- みょうが ……………… 2 個
- A ┌ ピーナッツバター … 大さじ 2
  │ 水 …………………… 大さじ 1
  └ 砂糖・醤油・酢 … 各大さじ 1/2
- 豚薄切り肉（しゃぶしゃぶ用）
  ………………………… 150g
- 酒 ……………………… 大さじ 1
- かいわれ大根 ………… 適量

作り方

① レタスは細切りに、みょうがはせん切りにする。別のボウルに A を入れてよく混ぜる。

② 鍋に湯を沸かして酒を入れ、豚肉を入れしゃぶしゃぶする。肉の色が変わったらザルにあげて水気をきる。

③ 皿に①の野菜を盛って、②をのせ、A のソースをかけてかいわれ大根をトッピングする。

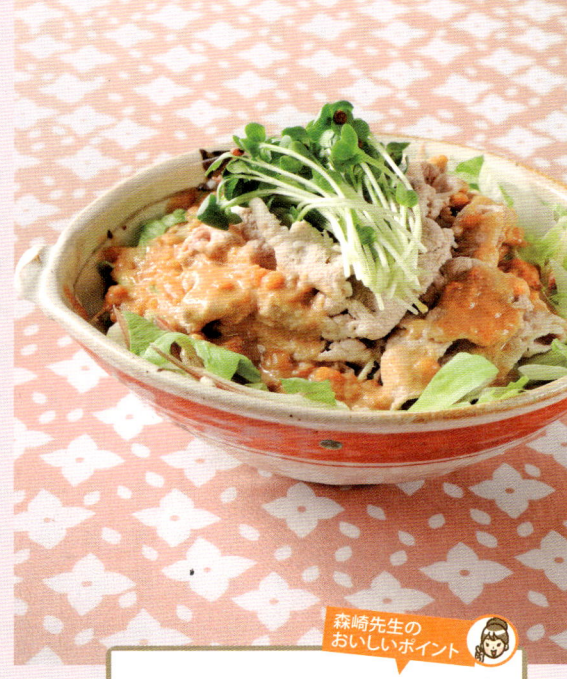

森崎先生のおいしいポイント
生理痛の痛みを緩和するビタミン E を含むピーナッツバターは、しょう油との相性バッチリ！

みょうが入りピクルス

材料（作りやすい分量）

- みょうが ……………… 6 個
- きゅうり ……………… 1 本
- 大根 …………………… 4cm 分（150g）
- A ┌ 酢 …………………… 3/4 カップ
  │ きび砂糖 …………… 大さじ 6
  └ 塩 …………………… 小さじ 1

作り方

① 野菜はひと口大に切り、混ぜ合わせた A と一緒にビンに入れ、一晩漬け込む。

栄養ワンポイント
みょうがは香りのもとになる α-ピネンが血行をよくして生理痛を和らげ、マグネシウムは気持ちを穏やかに。

あずきパウンドケーキ

材料（18cm パウンド型 1 本分）

- つぶあん ……………… 200g
- サラダ油 ……………… 適量
- 生クリーム …………… 1/2 カップ
- 砂糖 …………………… 大さじ 5
- 溶き卵 ………………… 1 個分
- A ┌ 薄力粉 ……………… 100g
  └ ベーキングパウダー … 小さじ 1

作り方

① パウンド型にサラダ油を塗って、オーブンシートを敷く。

② ボウルに生クリーム、砂糖、溶き卵を加えてよく混ぜる。つぶあんも加え混ぜる。

③ A を合わせて②にふるい入れ、ゴムベラで切るように底からサックリと混ぜる。

④ ③を①の型に流し入れて天板にのせ、180℃に予熱しておいたオーブンで約 40 分焼く。型から取り外してあら熱をとって切り分ける。

貧血

鉄は動物性食品で補い、吸収を妨げるタンニンは控えます

貧血は、赤血球の主成分となる鉄分の不足で起こります。赤血球は全身に酸素を運ぶ役割をするため、鉄分不足で赤血球が少なくなると、全身の酸素が減少していきます。動悸、息切れ、肩こり、めまいなどの症状が出て、顔色は青白く、疲れやすくなります。

症状

栄養対策

貧血には鉄分を摂ることが一番大切ですが、鉄は体内で吸収されにくいのが難点。とくに野菜や海藻など植物性食品に含まれる鉄は吸収率が低いので、できるだけ肉や魚など動物性食品から摂るようにします。ビタミンCやたんぱく質は、吸収率を高める働きがあるため、一緒に摂れるようメニューを工夫しましょう。コーヒーや緑茶のタンニンは、鉄の吸収を妨げるので、食事中に飲むのは控えましょう。カルシウムや食物繊維も、鉄の吸収率を低くするため注意が必要です。

鉄分以外では、赤血球を増やす働きのある、ビタミンB_6・B_{12}、葉酸を積極的に摂るようにしてください。

効果的な食材

まぐろ

赤血球を増やす働きをするビタミンB_6・B_{12}が充実。鉄分は血合いの部分に多いのが特徴です。

レバー

鉄分補給に最も優れている食材です。含有量は、上から順に、豚レバー、鶏レバー、牛レバーです。いずれも、ビタミンB_6・B_{12}も豊富で、貧血改善には欠かせません。

春菊

春菊には亜鉛が多く、充実したビタミンB_6とともに、貧血の症状を緩和します。亜鉛は不足しがちな栄養素なので、意識して摂るようにしましょう。

その他

鉄分は、胃酸の分泌が増えると吸収されやすくなる性質があります。胃酸の分泌を促すクエン酸が多い酢、レモン、梅干しや香辛料と、鉄分の多い食材を組み合わせるとよいでしょう。

まぐろユッケ

材料（2人分）
まぐろ	200g
長ねぎ	1/4本
A〔 にんにくすりおろし・砂糖・コチュジャン・白炒りごま・ごま油	各小さじ1
しょう油	大さじ1
青じそ（大葉）	適量
卵黄	1個分

作り方
1. まぐろは細かくなるまで包丁で軽く叩く。長ねぎはみじん切りにする。
2. Aをよく混ぜ合わせ、さらに①を加えてよく混ぜる。
3. 青じそを敷いた器に盛りつけ、中央に卵黄をのせる。

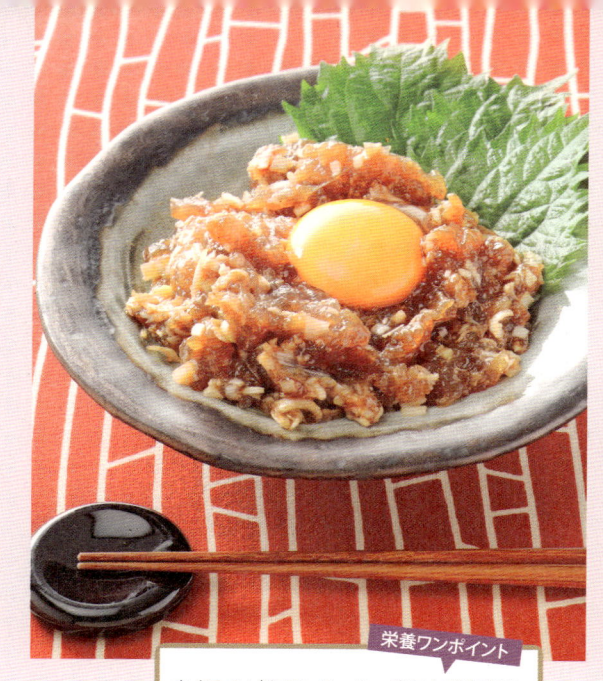

栄養ワンポイント
まぐろのビタミン B_6・B_{12} が赤血球を増やして貧血を改善。ごはんが進む一品です。

レバーパテ

材料（作りやすい分量）
レバー	150g
玉ねぎ	1/2個
にんじん	1本
しめじ	1/2袋
オリーブオイル	大さじ2
にんにくすりおろし	小さじ1
鶏ひき肉	100g
白ワイン	1/2カップ
しょう油・塩・黒胡椒	各少々
クラッカー・イタリアンパセリ	各適量

作り方
1. レバーは洗ってひと口大に、玉ねぎとにんじんは輪切りの薄切りに、しめじは石突をとってほぐす。
2. フライパンにオリーブオイルをひき、にんにくを入れて弱火にかけ、香りがたったら玉ねぎ、にんじん、しめじを入れ、しんなりするまで炒める。
3. ②にレバー、鶏ひき肉を加え炒める。ひき肉の色が変わったら黒胡椒、白ワインを加えふたをして5分蒸し焼きにする。
4. ふたをあけて水分を飛ばし、フードプロセッサーにかけてペースト状にし、しょう油、塩、黒胡椒で味を調える。皿に盛り、クラッカーとイタリアンパセリを添える。

春菊のピーナッツ和え

材料（2人分）
春菊	1袋(約170g)
塩	適量
A〔 ピーナッツバター	大さじ2
砂糖・しょう油・水	各大さじ1
飾り用ピーナッツ	大さじ2

作り方
1. 春菊をさっと塩ゆでし、すぐに冷水にとり、絞って長さ5cmに切る。
2. ボウルにAを混ぜ合わせ、①を加えて和え、器に盛り、あらみじん切りにしたピーナッツをトッピングする。

栄養ワンポイント
春菊とピーナッツには、貧血を緩和するビタミン B_6 と葉酸が豊富。貧血対策の定番メニューに。

第4章・心と体の不調を整える栄養レシピ

薄毛と脱毛

たんぱく質とビタミンB_6プラス亜鉛とヨウ素が、発毛を促進

症状

皮脂の過剰な分泌や血行不良による栄養不足などで、毛穴がダメージを受け、髪の毛が必要以上に抜け、髪の量が減っていきます。背景には、加齢、食生活の乱れ、紫外線、ストレス、ホルモンバランスの変化などがあります。

栄養対策

髪の毛は、ケラチンというたんぱく質を原料として、たんぱく質代謝酵素のビタミンB_6によって合成されます。そのため、髪のトラブルには髪を作るたんぱく質とビタミンB_6の摂取は必須。育毛促進作用のある、亜鉛とヨウ素も併せて摂るのが効果的です。脂質代謝を促して皮脂の分泌を抑えるためにはビタミンB_2、頭皮の血行をよくして毛穴を健康にするにはビタミンA・Eをしっかり摂りましょう。同時に、皮脂の過剰分泌の原因となる、脂質や糖質の摂りすぎに気をつけること。ストレスや紫外線による抜け毛対策には、ビタミンCを補充します。ヘアケア用品に問題がある場合もあるので、合わないと思ったら、替えることも重要です。

効果的な食材

豆腐

植物性たんぱく質のため、毛穴にダメージを与える飽和脂肪酸を抑え、かつたんぱく質をたっぷり摂れます。イソフラボンに頭皮の新陳代謝を高める働きもあり、髪にうれしい食材のひとつです。

わかめ

含まれるヨウ素は、たんぱく質の代謝を活性化させ、髪の毛の合成をサポート。干したわかめにとくに豊富なβ－カロテンは、腸で吸収されるとビタミンAに変わり、健康な髪を育てます。

牡蠣

あらゆる食材の中でも亜鉛の含有量がずば抜けて多く、発毛や育毛を促進します。

その他

卵やチーズは、たんぱく質が豊富で、頭皮の健康を守るビタミンB_2の補給源としても優秀な食材です。

サクサク牡蠣フライ
～食べるタルタルソース添え～

材料（2人分）

牡蠣（加熱用）	200g
パン粉・キャベツ・レモンのくし型切り	各適量

A（タルタルソース）
- ゆで卵……2個
- 玉ねぎ……1/6個
- らっきょう……20g
- パセリのみじん切り……大さじ1
- らっきょうの甘酢漬け……大さじ1/2
- マヨネーズ……大さじ4
- 塩・黒胡椒……各少々

B
- 小麦粉……50g
- 豆乳・酒……各大さじ1
- 卵……1/2個
- 塩・砂糖……各ふたつまみ

揚げ油……適量

作り方

1. キャベツは葉を1枚ずつはがしせん切りにする。水にさらし（水溶性ビタミン類が抜けるので、5分を目安に）、水気をきって盛りつける。
2. タルタルソースを作る。Aのゆで卵はあらみじん切りに、玉ねぎ、らっきょうはみじん切りにする。
3. ②の玉ねぎをふきんにのせ、塩ひとつまみ（分量外）をふって茶きん状にしてもみ、水を入れたボウルの中でぬめりをもみ出し、水気を絞る。
4. ボウルに②のゆで卵とらっきょう、③、パセリ、らっきょうの甘酢漬け、マヨネーズを入れて混ぜ、塩・黒胡椒で味を調える。
5. 牡蠣は洗って水気をさっと拭き、Bを混ぜ合わせた中にくぐらせ、パン粉をたっぷりまぶしつける。
6. 約170℃の揚げ油でじっくり揚げ、最後は高温にしてカラッと揚げる。
7. 器に盛り、レモン、食べるタルタルソース、①を添える。

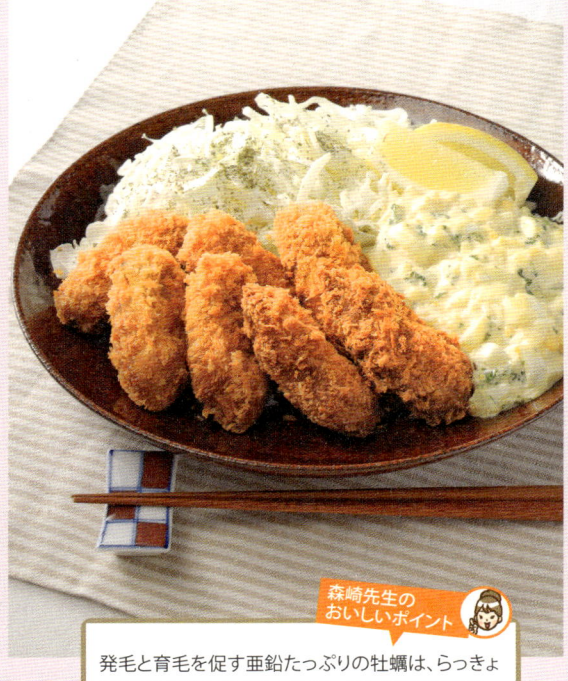

森崎先生のおいしいポイント
発毛と育毛を促す亜鉛たっぷりの牡蠣は、らっきょうを隠し味にしたタルタルソースとの相性抜群！

麻婆豆腐（マーボードウフ）

材料（2人分）

絹ごし豆腐	1丁
長ねぎ	1/2本
豆腐をゆでる塩	小さじ1
ごま油・ラー油	各大さじ1
すりおろしにんにく	小さじ1
豚ひき肉	100g

A
- 豆板醤……大さじ1/2
- 甜面醤……大さじ1
- 粉唐辛子……小さじ1/2

鶏ガラスープ	1/2カップ
酒・しょう油	各大さじ1/2
花椒粉（あれば）・塩・胡椒	各少々
水溶き片栗粉	大さじ1
万能ねぎの小口切り	大さじ1

作り方

1. 豆腐は2cm角に、長ねぎはみじん切りにする。鍋に水（分量外）と塩を入れて沸かし、豆腐を入れてゆで、水気を切っておく。
2. フライパンにごま油とにんにくを熱し、ひき肉を炒める。さらにAを順番に加えよく炒め、鶏ガラスープを加え、①の豆腐と長ねぎを加えて3分煮込む。酒、しょう油を加え、塩・胡椒で味を調える。
3. 水溶き片栗粉を少しずつ加えてとろみをつけ、ラー油、あれば花椒粉を入れて混ぜる。皿に盛り、万能ねぎを散らす。

アンチエイジング

ポリフェノールとビタミンACE（エース）が、活性酸素から体を強力ガード

症状

加齢とともに、肌のシミやしわ、白髪が増え、血管の老化により高血圧や動脈硬化などの生活習慣病が発症します。その原因はおもに、活性酸素による体の酸化（サビ）によるものです。

栄養対策

アンチエイジングは、体の酸化をふせぎ、若さと健康を保つことがメインテーマ。腹八分目のバランスのとれた食事、適度な運動と睡眠が基本です。

栄養的には、活性酸素を除去する作用のあるポリフェノールをたっぷり摂ること。ポリフェノールは植物性食品に多く含まれ、アントシアニン、カテキン、大豆サポニンなど、これまでに1000種類以上が発見されています。また、ビタミンACE（エース）の摂取もアンチエイジングの重要な鍵となります。エースこと、ビタミンA・C・Eは、一緒に摂ると効力がアップします。紫外線やストレス、酸化した油は、体を酸化させるので、極力避けてください。

効果的な食材

鮭

鮭の赤い色素成分であるアスタキサンチンは、ポリフェノールの一種。EPAやビタミンEも豊富で、相乗効果で、活性酸素から体を守ります。

かぼちゃ

ビタミンA・C・Eが多く、ルテインという抗酸化作用が高い成分も充実。アンチエイジングの強い味方です。

ミニトマト

赤い色素成分のリコピンには、強力な抗酸化力があり、香り成分のピラジンの血液サラサラ効果とともに、体のサビを除去してくれます。ビタミンC量は、普通のトマトよりミニトマトのほうが豊富です。

その他

活性酸素を除去してくれるポリフェノールは、ぶどうやブルーベリーの色素成分のアントシアニン、大豆のえぐみ成分の大豆サポニンなど、野菜や果物から摂ることができます。

鮭のカレームニエル

材料（2人分）

生鮭	2切れ
じゃがいも	2個
ブロッコリー	1/2株
A ┌ 小麦粉	大さじ1
└ カレー粉	小さじ1
オリーブオイル	大さじ1
サワークリーム	大さじ2
塩・黒胡椒・ピンクペッパー	各少々

作り方

❶ 生鮭は両面に軽く塩をふり、10分置いて表面の水分をキッチンペーパーで拭いておく。じゃがいもは皮をむき、厚さ1cmの輪切りにして水にさらす。ブロッコリーは小房に分ける。

❷ 耐熱皿に、じゃがいも、ブロッコリーを入れ、少量の水をかけてふんわりとラップをし、電子レンジ（600W）で3分加熱する。

❸ ①の生鮭にAを混ぜてまぶす。フライパンにオリーブオイルを熱し、皮の方から（皮目が下）入れ、両面こんがりと焼いてとり出す。

❹ ③のフライパンで②のじゃがいもを両面こんがりと焼き、ブロッコリーを加えてサッと炒め、塩・黒胡椒で味をつける。皿に盛り、③をのせ、サワークリームをトッピングし、好みでさらに黒胡椒、ピンクペッパーをふる。

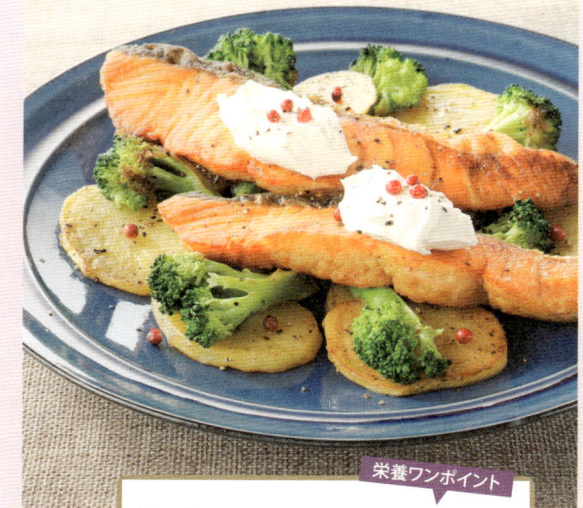

栄養ワンポイント
鮭のポリフェノールやビタミンEが、体のサビを予防。ピンクペッパーでオシャレな一皿に。

かぼちゃスイートサラダ

材料（2人分）

かぼちゃ	1/4個（約300g）
ハム	4枚
バナナ	1本
A ┌ マヨネーズ・ヨーグルト	各大さじ2
├ 粒マスタード	小さじ2
└ 塩・黒胡椒	各少々
干しぶどう（湯大さじ3でもどす）	大さじ2
ミックスナッツ	大さじ3
サラダ菜・ドライパセリ	各適量

作り方

❶ ハムは細切りに、バナナはひと口大に切る。かぼちゃは幅1cmに切り、耐熱皿に並べて水（分量外）をふり、ふんわりラップをし電子レンジ（600W）で約5分加熱し、ボウルに入れてフォークであらく潰す。

❷ ①のボウルに、A、①のハムとバナナ、干しぶどう、あらみじん切りにしたナッツを入れて塩・黒胡椒（分量外）で味を調える。器にサラダ菜を敷き、その上に盛り、パセリをトッピングする。

ミニトマトと切干大根のサラダ

材料（2人分）

切干大根	20g
A ┌ 黄パプリカ	1/2個
├ きゅうり	1/2本
└ ハム	2枚
ミニトマト	10個
B ┌ 砂糖・酢・しょう油・白すりごま・ごま油	各大さじ1
├ 顆粒コンソメ	小さじ1/4
└ 水	大さじ2

作り方

❶ 切干大根を水洗いし、ザルにあげて15分そのままにしてもどし、長さ5cmに切る。

❷ Aはせん切りにする。ミニトマトは4等分に切る。

❸ ボウルにBを入れて混ぜ合わせ、①を加えて混ぜてから、②を加えて和える。

栄養と健康 食のQ&A

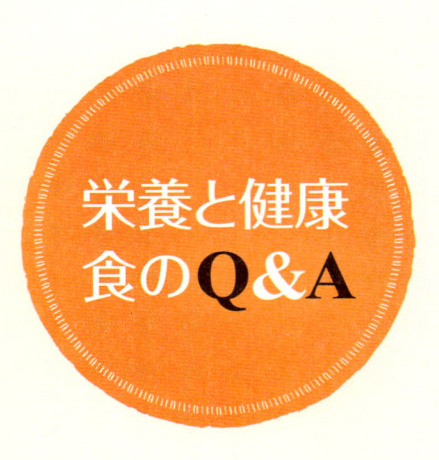

Q 「糖分ゼロ」、「シュガーレス」と表示があるのに、ジュースやガムが甘いのはなぜですか?

A 実は、「糖分ゼロ」「シュガーレス」と商品パッケージに書いてあっても、食品100g（飲料は100ml）あたり0.5g未満であれば、糖類の使用が許可されているからです。

また、糖類＝砂糖ではなく、砂糖のほかにブドウ糖、果糖、糖アルコールなども含まれています。中には、砂糖より少量で何倍も甘さを感じる甘味料もあるため、「糖分ゼロ」でも甘い商品を作れるのです。

こうした商品の栄養成分やカロリーをPRする表示についての基準は、厚生労働省の栄養表示基準制度によって決められています。

表示が「糖分控えめ」など、「糖分ゼロ」より糖分量の表現が緩やかであれば、実際に含まれる糖分量の基準も緩くなっています（表1）。

商品をPRする言葉のイメージに流されて、「糖分ゼロ」＝カロリーゼロと勘違いしないように。強調表示をする場合は、カロリー、たんぱく質、炭水化物、ナトリウムと、強調する栄養成分の表示も義務付けられています。きちんとその商品に含まれる成分の数値を確認して利用するようにしましょう。

糖類の表現例と栄養表示基準　表1

商品の表現例	糖分ゼロ、無糖、シュガーレス、シュガーフリー、ノンシュガー	低糖、糖分カット、微糖、糖分控えめ
栄養表示基準	糖類の含有量が、食品100g中0.5g未満。飲料100ml中0.5g未満	糖類の含有量が、食品100g中5g以下。飲料100ml中2.5g以下

厚生労働省　栄養表示基準制度より

Q みかけは太っているのに栄養失調ということがあると聞きました。本当でしょうか?

A 本当です。外食が多く野菜が不足していたり、甘い物やスナック菓子ばかり食べていると、摂取エネルギーは多くなりますが、ビタミ

118

Q 「地産地消」がよいといわれるのはなぜでしょう？

A 「地産地消」とは、ある土地でとれた生産物（おもに農産物と水産物）を、その土地で消費することです。

消費者にとっては、生産者の顔が見える安心な食材を、新鮮なうちに食べられるというメリットがあります。とくに野菜は、収穫から時間がたつほどビタミンCなどの栄養素がどんどん減っていきますから、栄養面からも地元のものを食べるほうが、効率的です。

また、私たちの食卓から遠い地域の生産物を食べるということは、その分コストが高くなり、排出される二酸化炭素も多くなります。最近は食料輸入量に輸送距離をかけて算出する「フードマイレージ」の数値の高さが問題となっています（図1）。数値が高いほど自然環境を悪化させるからです。フードマイレージを下げるためにも、私たち消費者が意識して地産地消を心がけることが大切です。

また、地元の生産物の消費が増えれば、地域全体の活性化にもつながります。それは、減少し続ける日本の食糧自給率アップにもつながります。

地産地消は、栄養面から考える健康、環境問題、自給自足問題など、さまざまな角度からみてよいことです。

ンやミネラルが不足して、栄養失調になることがあります。また、無理なダイエットでたんぱく質が不足して、栄養失調になることもあります。

口内炎になりやすくなったときはビタミン不足、イライラや物忘れがひどくなったらミネラル不足、貧血は鉄分やたんぱく質不足を疑いましょう。

心当たりがある場合は、40～43ページを参考に食生活を見直し、バランスのよい食事を心がけてください。

輸入食料品のフードマイレージ 図1

国	畜産物	水産物	野菜・果実等	穀物	油糧種子	砂糖類	飲料	大豆油かす等	その他	計
日本				穀物	油糧種子					5002
韓国										1487
アメリカ										1358

フードマイレージ（億t・km）＝国別の食料輸入量×各国までの輸送距離

※数値が高いほど、輸送に伴うエネルギーと二酸化炭素の排出量が増えると仮定されています。

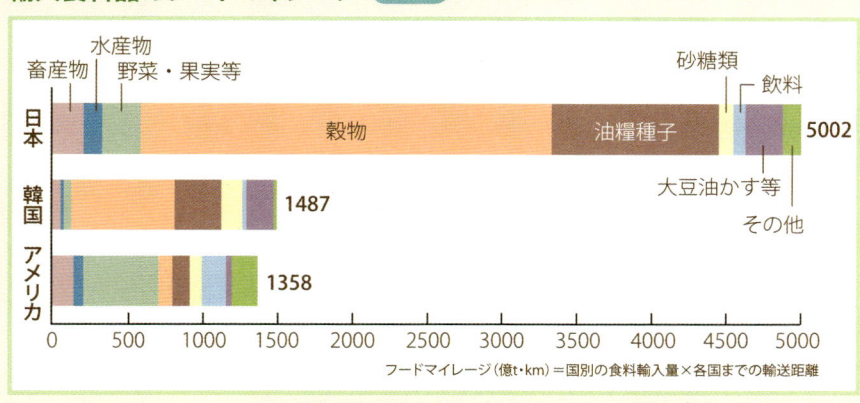

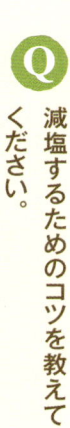

Q 減塩するためのコツを教えてください。

A 減塩のためには、まずはできるだけ外食や加工品の利用を減らすことがポイントです。飲食店の食事や加工品は、どうしても食塩が多く使われているからです。

外食が避けられない場合は、卓上のしょう油や塩は使用せず、ラーメンや味噌汁の汁はできるだけ残すようにします。加工食品の場合、煮物の味付けが濃いときは、鍋に入れて水を足して火にかけ、味を薄めます。

自分で調理する場合は、基本はだしをきかせること。昆布やかつお節を使ってきちんとだしをとれば、食塩が少なくてもおいしく感じます。だしは、時間があるときに多めに作って冷凍しておくと、手間が省けて便利です。

また、塩分のある味付けは最後に表面にからめるのもポイント。煮物の場合も、材料をだしで煮て柔らかくしたあと、砂糖、みりんでしょう油をからめます。

減塩向きの調理法は、蒸し料理です。栄養の損失も少なく旨味も多く残るので、薄味でもおいしく食べられます。

調味料は、減塩タイプのものを使ったり、胡椒、カレー粉などの香辛料や、生姜、ねぎなどの香味野菜、ハーブなどを使うと、塩分を控えることができます。

Q 運動してやせるための食事のポイントはありますか?

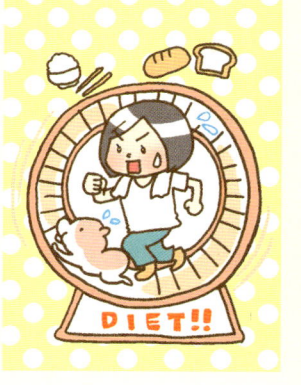

A 運動は、長い時間すればするほど炭水化物が必要となるため、ごはんやパン、パスタなどをしっかり食べるようにしましょう。その代わり、ダイエットのためには脂肪の多い炭水化物は避けること。パンでも、クロワッサンなどバターを多く使ったものや、油の多いラーメンはNGです。たんぱく質源の肉や魚も、脂の多い部位は控えめにします。

また、筋力をつけると基礎代謝がアップしてやせやすい体になります。運動して筋肉をつけるためには、材料となるたんぱく質の摂取が不可欠ですが、この場合はいつ食べるかが問題です。筋肉を作るホルモンが働くのは運動後2時間ですから、たんぱく質はその間に食べるのがポイント。効率よく筋肉がついて、やせ体質になります。

Q 「賞味期限」と「消費期限」の違いは何ですか?

120

賞味期限と消費期限のイメージ 図2

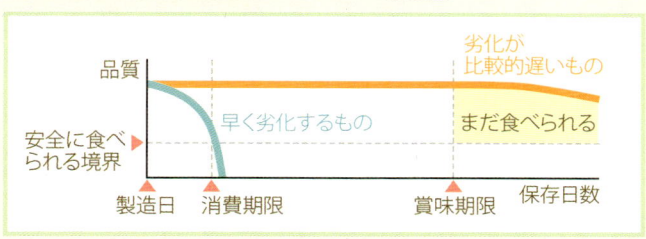

A　「賞味期限」は、おいしく食べることができる期限のこと。缶詰やカップ麺、スナック菓子など比較的日持ちがする商品に表示されています。賞味期限を過ぎても、食べられないわけではなく、消費者が自ら判断する必要があります（図2）。

「消費期限」は、表示された日を過ぎたら食べないほうがよい期限のこと。弁当やサンドイッチ、惣菜など劣化や腐敗が早い商品に表示されています。

ただし、どちらの表示も開封しなかった場合の期限のため、一度開封したら早めに食べきりましょう。

Q お酒は太る原因になりますか？

A　お酒自体はそれほどカロリーが高いわけではありません（表2）。そのカロリーも、アルコールを代謝するときの体温上昇や血行の促進によりほとんどが消費されるため、エンプティー（ゼロ）カロリーとして扱われるケースもあります。

問題なのは、飲みながら食べる食事のカロリーです。アルコールには、胃液の分泌を活発にして、食欲を増進させる効果があるため、いつもより食事が進みます。また、お酒を飲みながらの食事は長くなりがちです。つい長時間だらだらと食べ続けてしまい、結果的に食べすぎて、太る原因になってしまいます。

お酒が直接の原因ではないにしても、太らないためには、やはり適量の飲酒を心がけることが大切です。

酒類別エネルギー含有量　表2

酒類	目安量(ml)	目安量に含まれるエネルギー量(kcal)	100g当たりのエネルギー量(kcal)
ビール（淡色）	350（1缶）	140	40
発泡酒	350（1缶）	158	45
日本酒（純米酒）	180（1合）	185	103
ワイン（赤・白）	120（グラス1杯）	88	73
焼酎（35度）	60（ロック1杯）	124	206
ウイスキー	30（ロック1杯）	71	237

食品成分表2010より換算

不溶性食物繊維…………32、76、82
フラノクマリン………………… 47
ブルガリア菌………………… 37
フルクトース………………… 100
ペクチン…………… 64、65、83
ヘム鉄……………………… 46
ヘモグロビン………… 23、29、30
便秘………………………… 76
芳香成分…………………… 37
飽和脂肪酸…………… 17、114
ポリフェノール… 33、35、65、70、
　　　　　　　82、84、116、117

モリブデン………………… 31

や

やせすぎ…………………… 78
葉酸…………… 20、24、48、106
ヨウ素………………… 31、114
ヨード……………………… 31

ま

マグネシウム… 28、47、55、66、67、
　　　　　　74、80、92、102、
　　　　　　110、111
マンガン…………………… 30
ミネラル…… 12、13、26、29、30、
　　　　　　42、64、74、75、104、
　　　　　　106
むくみ……………………… 108
ムチン………………… 72、73
メチオニン………………… 14
メナキノン………………… 20
メナジオン………………… 20
目の疲れ…………………… 96

ら

ラクトフェリン……………… 36
リコピン…………… 34、106、116
リジン……………………… 14
リノール酸………………… 17
リノレン酸………………… 17
リボフラビン………………… 20
リモネン…………………… 37
硫化アリル… 44、50、51、56、62、
　　　　　　64、65、86、87、98
リン………………… 21、29、30
リン酸……………………… 29
ルテイン…………… 34、116
レチナール………………… 20
レチノール………………… 20
ロイシン…………………… 14
ロドプシン………………… 96

122

ビタミン B_2 …… 20、22、25、44、48、66、68、70、82、83、86、104、105、114
ビタミン B_5 …………………… 20、25
ビタミン B_6 …… 20、23、55、68、84、102、104、110、112、113
ビタミン B_7 ………………………… 24
ビタミン B_{12} …… 20、23、24、112、113
ビタミン B 群 …… 23、24、25、50、55、64、68、92、93、94、104
ビタミン C ……… 20、25、42、45、46、48、49、56、57、62、64、65、68、69、70、72、73、78、80、84、86、87、92、94、98、99、100、106、107、116
ビタミン D … 20、21、28、45、46、48、50、54、88
ビタミン E … 20、21、45、46、48、50、56、64、66、78、80、84、86、87、94、95、104、108、110、116、117
ビタミン H ………………… 20、24
ビタミン K … 20、22、45、46、47、48、50、64、78
ビタミン U ……………………… 72
ビタミン類 ………………………… 20
必須アミノ酸 ……………………… 14
必須脂肪酸 ………………………… 17
必須ミネラル ………………… 26、30
ヒドロキソコバラミン …………… 20
ビフィズス菌 ………… 37、74、84
非ヘム鉄 …………………………… 46
肥満 ………………………………… 82
ピラジン ………… 108、109、116
ピリドキサミン …………………… 20
ピリドキサル ……………………… 20
ピリドキシン ……………………… 20
微量ミネラル ……………………… 26
ピルビン酸 ………………………… 22
貧血 ………………………………… 112
ファイトケミカル ………………… 35
フィチン酸 ………………………… 46
フィロキノン ……………………… 20
フェニルアラニン ………………… 14
フコキサンチン …………………… 34
二日酔い …………………………… 100
プテロイルグルタミン酸 ………… 20
ブドウ糖 …………………………… 18
不飽和脂肪酸 ………………… 17、27
不眠 ………………………………… 102

チアミン………………………	20
チモール ……………………	37
中性脂質………………………	35
中性脂肪……………… 16、23、32	
貯蔵脂質………………………	16
貯蔵鉄…………………………	29
テオブロミン…………………	74
鉄……… 29、46、47、54、55、74、78、80、94、106、112	
でんぷん………………………	18
糖………………… 25、37、110	
銅………………………………	30
糖アルコール…………………	37
糖関連物質……………… 35、37	
糖質………… 12、18、31、32、44	
動物性たんぱく質…… 14、55、102	
トコトリエノール……………	20
トコフェロール………………	20
トリプトファン………………	14

な

ナイアシン………… 20、23、55、68	
夏バテ…………………………	98
ナトリウム……… 26、27、47、108	
にきび…………………………	22
ニコチンアミド………………	20
ニコチン酸……………………	20
二糖類…………………………	18
乳酸………………… 22、94、95	
乳酸菌……………… 37、74、84、85	

は

麦芽糖…………………………	18
肌荒れ ………………………	104
肌のしわとたるみ……………	106
発熱……………………………	64
バリン…………………………	14
パントテン酸……………… 20、25	
非栄養素系食品因子…………	13
冷え性…………………………	80
ビオチン………………… 20、24	
ヒスタミン……………………	24
ヒスチジン……………………	14
ビタミン…… 12、13、42、64、70、75、82、101、106	
ビタミンA……… 20、45、46、48、55、64、68、69、70、72、84、96、114、116	
ビタミンB_1…… 19、20、22、25、44、48、50、55、64、68、92、94、95、98、108、110	

コラーゲン………　24、25、30、36、
　　　　　　　　　104、106
コレカルシフェロール……………　20
コレステロール……　16、32、82、83
コレステロール値………　13、23、36

さ

サポニン……………………………　70
ジアスターゼ………　70、71、100
シアノコバラミン…………………　20
シオネール…………………………　37
脂質……　12、13、16、31、32、35、
　　　　　44、55、82
脂質関連物質………………………　35
ジニグリン……………………　70、71
脂肪酸………………………………　17
シュウ酸…………………………　46、74
主要ミネラル………………………　26
循環脂質……………………………　16
ショウガオール……………………　80
消化酵素………………………　19、70
脂溶性ビタミン……　20、25、45、48
植物性たんぱく質………　14、114
食物繊維……　13、18、27、32、42、
　　　　　　44、47、76、77
しょ糖………………………………　18
ジンゲロール………………　62、80

水溶性食物繊維…………　32、76、82
水溶性ビタミン……………　20、48
頭痛…………………………………　66
ストレス……………………………　92
スレオニン…………………………　14
せき…………………………………　70
セレン………………………………　31
善玉菌……………………　76、84、85
善玉コレステロール………………　16
ソルビトール……………　37、70、71

た

大豆イソフラボン………………　104
大豆サポニン……………………　116
大豆たんぱく………………　82、83
タウリン………　36、54、96、100
多糖類………………………………　18
炭水化物……　12、13、18、42、44、
　　　　　　62、78
単糖類………………………………　18
タンニン……　44、47、70、82、86、
　　　　　　100、101、112
たんぱく質…　12、13、14、23、28、
　　　　　　36、42、46、54、62、
　　　　　　64、74、78、80、83、
　　　　　　86、92、98、104、106、
　　　　　　110、114

胃痛……………………………… 72
インスリン…………………… 19、32
薄毛と脱毛…………………… 114
エラスチン……………………… 30
エルゴカルシフェロール………… 20
エルゴステリン………………… 88
塩基……………………………… 25
オクタコサノール……………… 82
オレイン酸……………………… 17

か

カカオマスポリフェノール……… 33
核酸………………………… 19、23、24
風邪……………………………… 62
カゼイン………………………… 36
肩こり…………………………… 94
活性酸素…………………… 31、34
カテキン………………………… 33
果糖……………………………… 18
カフェイン………………… 46、100
カプサイシン………… 34、80、82、94
カプサンチン…………………… 34
花粉症…………………………… 84
カリウム…………… 26、27、42、47、
50、55、56、74、
108、109、110

カルシウム… 22、27、28、29、36、
42、46、47、74、78、
92、93、102
カルボキシラーゼ……………… 24
カロテノイド……………… 34、35
カロテン…………………… 20、49
カロテン類……………………… 34
含硫化合物……………………… 36
キサントフィル類……………… 34
キシリトール…………………… 37
機能性成分…… 33、34、35、36、37
機能鉄…………………………… 29
キャベジン……………………… 72
クエン酸… 46、64、94、98、99、108
ククルビタシン………………… 98
グリコーゲン…………………… 18
グリシニン……………………… 36
クルクミン……………………… 100
グルタミン酸…………………… 36
クロム…………………………… 32
クロロゲン酸…………………… 33
血中コレステロール…………… 35
ケラチン………………………… 114
下痢……………………………… 74
ケルセチン………………… 33、86
香気成分…………………… 35、37
構造脂質………………………… 16
口内炎……………………… 22、24、68

栄養素・症状別 索引

本書に掲載されている栄養素や心身の症状を50音順に並べています。

英数字

３大栄養素……13、14、16、18、22
５大栄養素……………………12、13
DHA………………………17、54、84
DNA……………………………24、29
EPA………………17、54、84、116
HDL…………………………………16
LDLコレステロール………………16
SV……………………………………42
α-カロテン…………………………34
α-ピネン…………………………110
α-リノレン酸………………17、84、86
β-カロテン………20、34、56、68、
　　　　　　　84、86、87、96、114
γ-カロテン…………………………34

あ

亜鉛……30、104、106、112、114
悪玉コレステロール………16、54
アクチニジン………………………76

アスコルビン酸……………………20
アスタキサンチン…………34、116
アスパラギン酸……………36、78
アセトアルデヒド…………………101
アトピー性皮膚炎…………24、86
アピイン……………………………102
アホエン……………………………36
アミグダリン………………………70
アミノ酸………………14、23、36
アミノ酸関連物質…………35、36
アミラーゼ……………51、72、100
アラキドン酸………………………17
アリイン……………………………36
アリシン……………36、44、70、94
アンチエイジング………………116
アントシアニン………33、66、96、
　　　　　　　　　　　97、116
イオウ化合物………………35、36、50
イソチオシアネート………36、50、51
イソフラボン………33、110、114
イソボルネオール…………………37
イソロイシン………………………14

監修　森崎友紀（もりさき　ゆき）

料理研究家・管理栄養士。大阪府出身。大学で栄養学を学び、管理栄養士資格を取得。料理教室、病院、学校などを経て独立。料理研究家の活動とともにタレント活動を行う。美容と健康に関するサイト運営、レシピの提案、セミナー企画、各種イベント講師、メニュー開発など活動は多岐にわたる。身近な素材でおしゃれな食卓を演出する料理教室『UNITY☆MAGENTA』主宰。近著に『森崎友紀の今旬カラダよろこぶレシピ』（東京ニュース通信社）、『森崎友紀の100円満腹レシピ』（宝島社）など。

装幀	石川直美（カメガイ デザイン オフィス）
マンガ・イラスト	藤井昌子
撮影	古島真理子
本文デザイン	鈴木悦子　松田祐加子（POOL GRAPHICS）
執筆協力	小宮千寿子
協力	稲田美幸
編集協力	ヴュー企画（池上直哉　野秋真紀子　伊藤昇穂）
編集	鈴木恵美（幻冬舎）

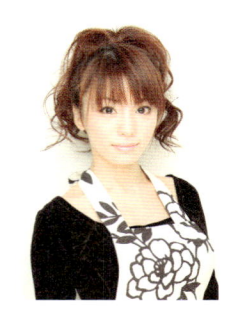

知識ゼロからの栄養学入門

2013年12月20日　第1刷発行

監　修　森崎友紀
発行人　見城　徹
編集人　福島広司
発行所　株式会社 幻冬舎
　　　　〒151-0051　東京都渋谷区千駄ヶ谷4-9-7
　　　　電話　03-5411-6211（編集）　03-5411-6222（営業）
　　　　振替　00120-8-767643
印刷・製本所　株式会社 光邦

検印廃止

万一、落丁乱丁のある場合は送料小社負担でお取替致します。小社宛にお送り下さい。本書の一部あるいは全部を無断で複写複製することは、法律で認められた場合を除き、著作権の侵害となります。定価はカバーに表示してあります。
©YUKI MORISAKI, GENTOSHA 2013
ISBN978-4-344-90279-4 C2077
Printed in Japan
幻冬舎ホームページアドレス　http://www.gentosha.co.jp/
この本に関するご意見・ご感想をメールでお寄せいただく場合は、comment@gentosha.co.jpまで。